協醫校刊

胡適題

1931—1932 年协和学生年鉴 *The Unison* 的扉页

胡适博士题词

（中译本第2版）

美国中华医学基金会
与
北京协和医学院

丰硕合作纪事
1914—1951

原　　著　〔美〕福梅龄（Mary E. Ferguson）
主　　译　李乃适
主　　审　李文凯
顾　　问　陈达维　蒋育红
译者名单　（按姓氏笔画排序）
　　　　　　于丹忆　马洁新　王　昱　朱紫玉
　　　　　　乔佳收　刘久畅　宗慧颖　贺　晶

美国中华医学基金会
纽约
1970

中国协和医科大学出版社
北　京

图书在版编目（CIP）数据

美国中华医学基金会与北京协和医学院：丰硕合作纪事：1914—1951 / (美) 福梅龄 (Mary E. Ferguson) 著. -- 2版. -- 北京：中国协和医科大学出版社，2024. 8. -- ISBN 978-7-5679-2462-8

Ⅰ. D771.27；R199.2

中国国家版本馆CIP数据核字第2024XS4370号

China Medical Board and Peking Union Medical College / Mary E. Ferguson. - 2nd ed.

LIBRARY OF CONGRESS CATALOG CARD NUMBER: 74-143204

著作权合同登记：图字01-2024-3822号

原著作者　福梅龄
责任编辑　李元君　白　兰
封面设计　邱晓俐
责任校对　张　麓
责任印制　黄艳霞
出版发行　中国协和医科大学出版社
　　　　　（北京市东城区东单三条9号　邮编100730　电话010-65260431）
网　　址　www.pumcp.com
印　　刷　北京联兴盛业印刷股份有限公司
开　　本　710mm×1000mm　1/16
印　　张　15.75
字　　数　260千字
版　　次　2024年8月第2版
印　　次　2024年8月第1次印刷
定　　价　108.00元

第一次中国医学考察团（1914）

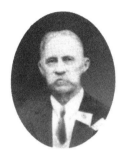

哈里·贾德森博士
团长

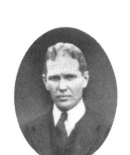

弗朗西斯·毕宝德博士

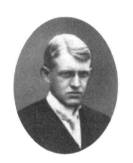

乔治·麦肯宾
秘书

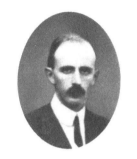

罗杰·格林（后于协和长
期用中文名"顾临"）

第二次中国医学考察团（1915）

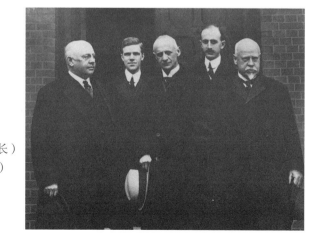

从左到右：
华莱士·鲍垂克博士（团长）
弗雷德里克·格池（秘书）
西蒙·弗莱克斯纳
顾临（CMB驻华代表）
威廉·韦尔奇博士

首批管理层

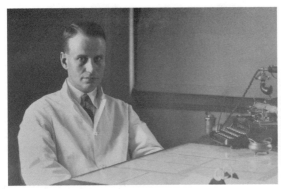

富兰克林·麦克林
校长（1916—1920）

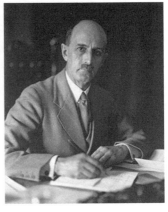

顾临
CMB驻华代表（1915—1933）
协和执行校长（1929—1934）

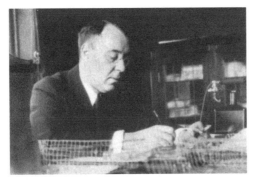

理查德·皮尔斯
执行校长（1920—1921）

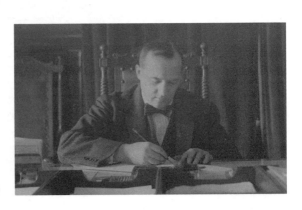

亨利·胡恒德博士
校长（1921—1928）
执行校长（1937—1946）

奠基典礼——1917年9月24日

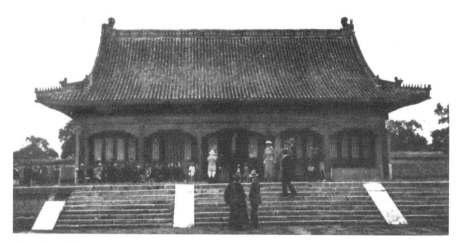

美国海军陆战队乐队在豫王府大殿前演奏

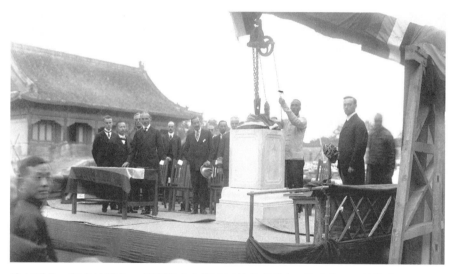

从左到右：麦克林博士、范源濂（中华民国教育总长）、弗兰克·比林斯中校（美国红十字会驻俄代表）、保罗·瑞什（美国驻华公使）、顾临、贝比·奥尔斯顿（英国临时代办），最右为弗兰克·贝奈特（CMB建筑办公室负责人）

医学预科学校

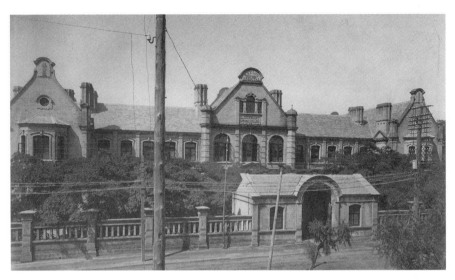

娄公楼

教职人员（1921—1922）（从左到右）
第一排：罗林·韦伯斯特牧师、克尔贝特牧师、威尔森博士、查尔斯·派
卡尔德博士、马鉴
第二排：斯台芬琳、艾米来·提米、黄惠光、海伦·道恩斯、奥拉·赛弗
灵浩斯、于一峰、弗兰克·艾可司诺
第三排：赛弗灵浩斯、唐宁康、斯考特、于景枚、爱德娜·乌尔夫、杨瑾

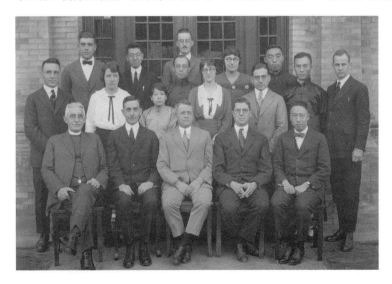

协和医学院校长府邸——英氏园

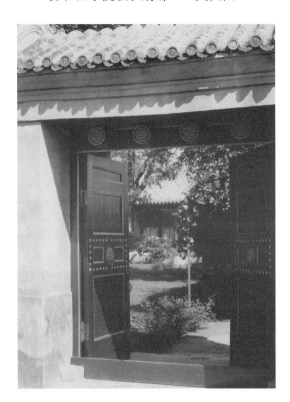

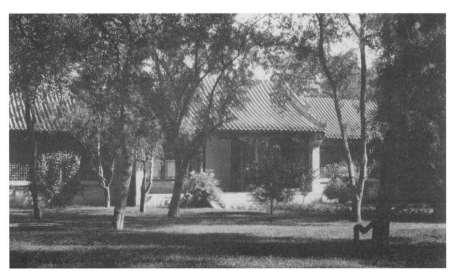

豫王府

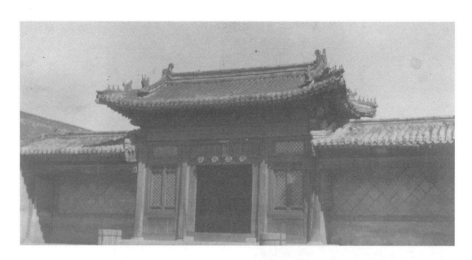

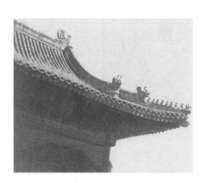

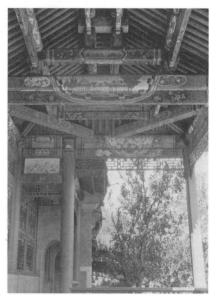

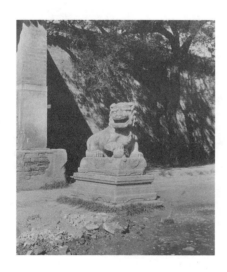

北京协和医学院

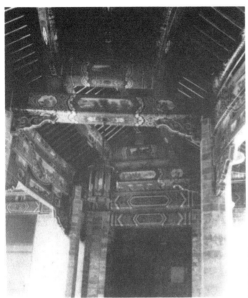

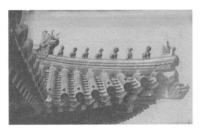

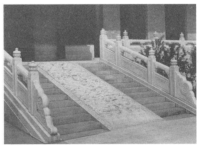

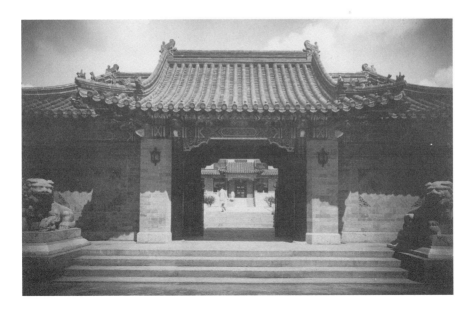

教学人员住宅区

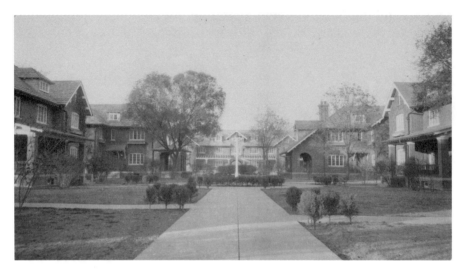

北区（外交部街宿舍群）

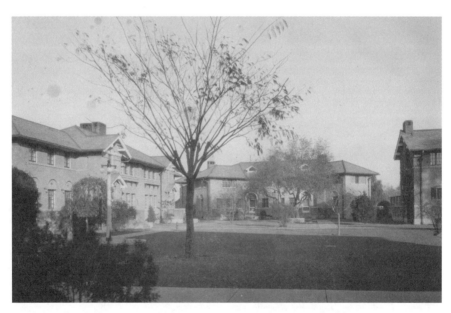

南区（北极阁宿舍群）

揭幕典礼——1921年9月15—21日

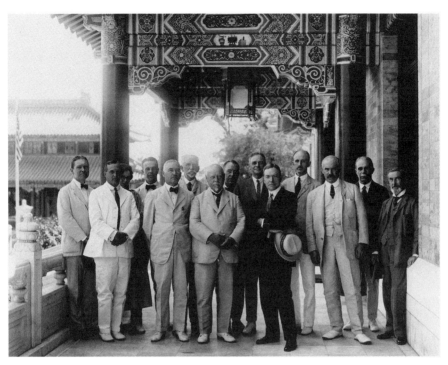

校理事会（从左到右）：弗朗西斯·毕宝德博士、亨利·胡恒德博士、艾格莱斯顿、埃德温·恩卜瑞、保罗·孟罗博士、詹姆斯·巴顿博士、威廉·韦尔奇博士、理查德·皮尔斯博士、乔治·文森特、洛克菲勒二世、顾临、郝金斯、马丁·赖尔森、克里斯蒂·瑞德博士

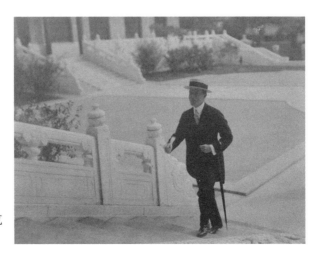

在主楼台阶上的洛克菲勒二世

揭幕典礼（续）

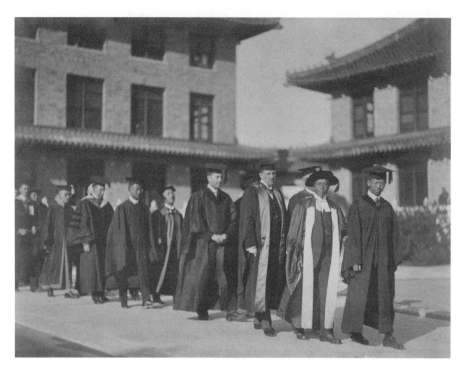

从右到左： W. S. 纽博士、伍连德博士、迪各比博士、戈萨德博士、希森博士

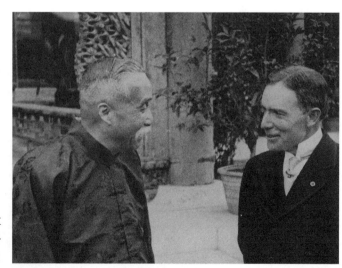

"中华民国"大
总统徐世昌向洛
克菲勒二世致意

揭幕典礼（续）

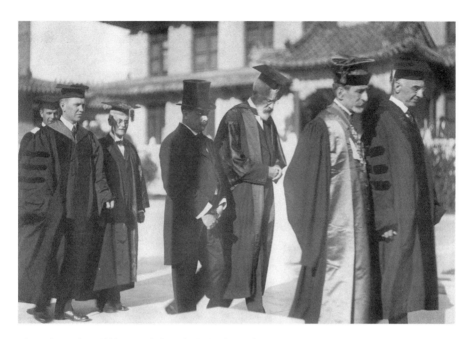

从左到右：毕宝德博士、威廉·斯麦力爵士（都柏林）、托马斯·科龄博士（伦敦）、麦卡勒姆博士（蒙特利尔）、塔菲尔博士（巴黎）、维克多·海瑟尔博士

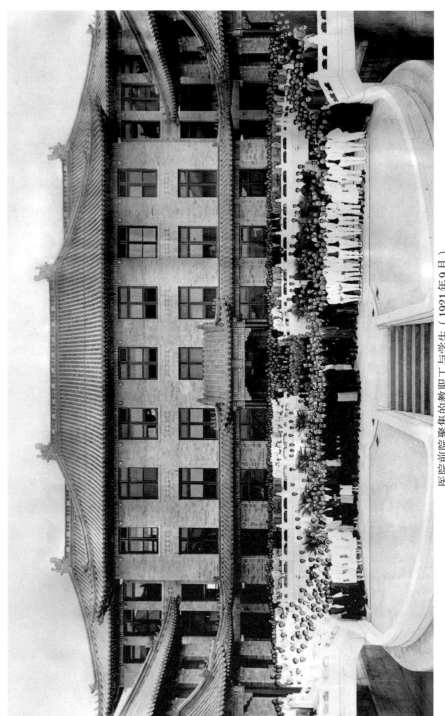

医院前院聚集的教职工与学生（1921年9月）

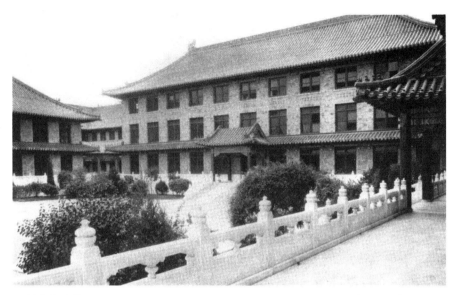

医学院主院落

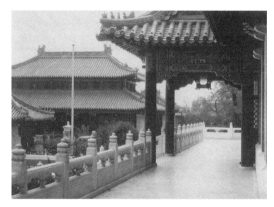

礼堂

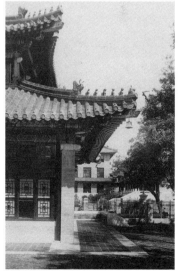

屋檐

医院建筑

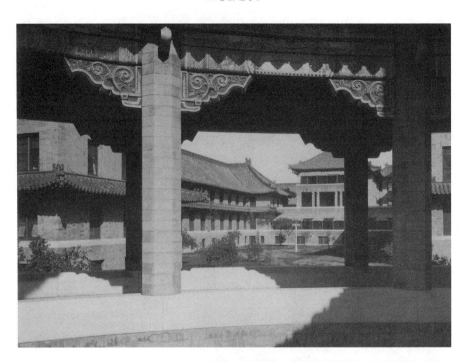

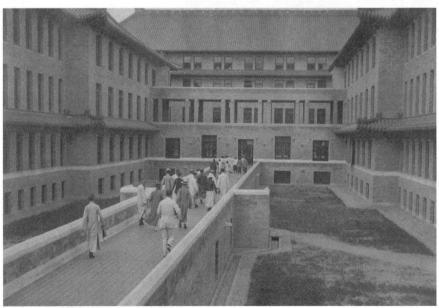

第一届毕业典礼——1924年6月

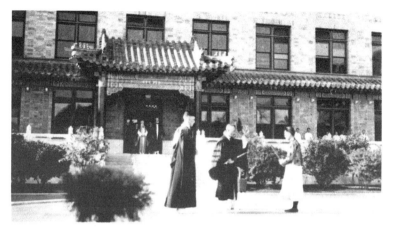

建立传统：仪式总领队杰罗姆·韦伯斯特博士、副领队莱斯利·R.赛弗浩斯、学生领队刘书万

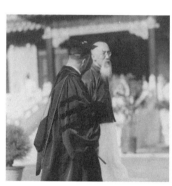

胡恒德博士与北洋政府国务总理孙宝琦

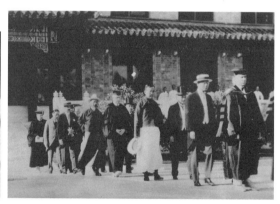

嘉宾入场

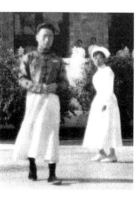

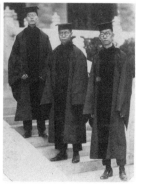

右：曾宪章——首位护校毕业生，走向学生司仪后面

左：梁宝平、刘绍光、侯祥川——首批医学院毕业生

孙中山葬礼

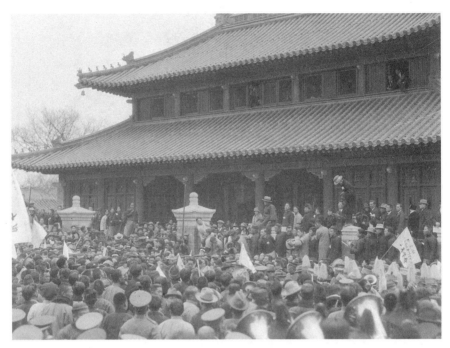

协和礼堂内正在举行基督教仪式，群众在礼堂外聚集

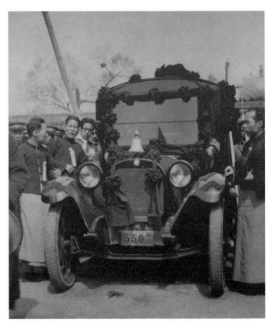

协和卡车披着黑布，载着灵柩
驶离礼堂

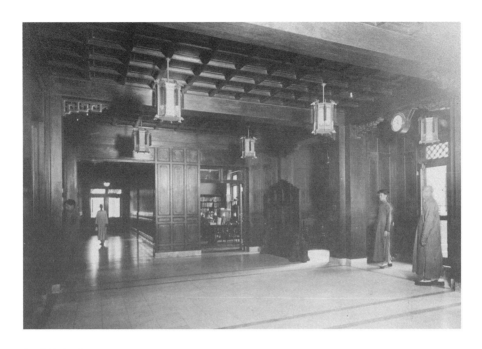

行政楼大厅

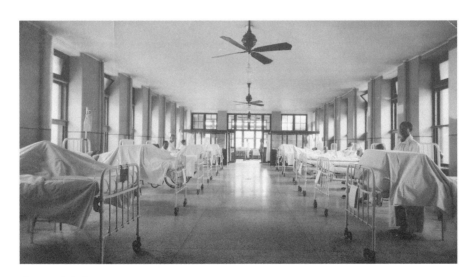

典型医院病房

协和校理事会理事长

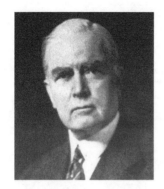

约翰·马特（1916—1920）

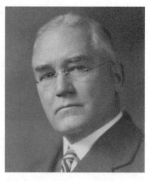

保罗·孟禄（1920—1926）
兼任CMB理事长（1928—
1934）

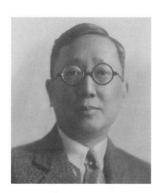

施肇基（1926—1929，
1944—1946）

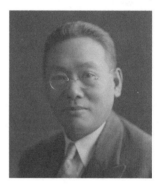

周诒春（1929—1935）

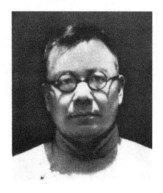

金叔初（1939—1944）

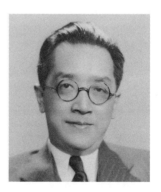

胡适（1946—1949）

中译本序一

　　"北京协和医学院（Peking Union Medical College，PUMC，简称"协和"）这项了不起的事业犹如我们皇冠上的一颗璀璨明珠"，洛克菲勒基金会时任主席雷蒙德·福斯迪克（Raymond B. Fosdick）在1945年致洛克菲勒二世的一封信中如是说。1914年美国中华医学基金会（China Medical Board，CMB）的成立，标志着中国医学教育与医疗事业的发展进入了变革性时代。值此CMB成立110周年之际，回顾其所产生的深远影响，不仅包含将约翰·霍普金斯大学医学院的卓越模式作为协和建立的构想蓝图，更深刻地体现在其对协和从始至终、根本且持久的支持上。CMB为协和所取得的成就感到无比自豪，而协和多年来始终维持着高标准，持续在医学教育与医疗领域树立卓越典范。

　　正是在这样的背景下，CMB主导了《美国中华医学基金会与北京协和医学院》一书的英文再版与中文译本修订工作。该书的英文版最初出版于1970年，当前市场上鲜有流通。通过重新出版这部开创性著作，我们旨在赋予其新的生命力，并再次强调CMB与协和是中美在卫生健康及人文交流两个领域中的合作典范。洛克菲勒基金会预见到了现代医学在中国的变革潜力，正是这样的慈善愿景，才成就了书中所述的伟大事业。

　　本书描述了协和在建立与发展过程中所遇到的多种挑战与机遇，详述了战时的不确定性，洛克菲勒基金会-CMB-协和三方之间的复杂关系，以及由于时局动荡带来的政治与财务危机。正如英文原书序言中福斯迪克所述："人与命运抗争，历尽磨难，思想不灭。"——这段历史充分展现了创建协和所需的坚韧与顽强精神，这无疑是推动人类进步的不屈精神的见证。

　　本书强调了医学领域的变革性进步往往需要勇气和远见卓识。书中展现了在协和创建与发展过程中发挥关键作用的医界先驱、管理者，以及无数杰出人物的贡献。他们的辛勤付出对于实现协和的伟大愿景至关重要，这体现了个人对推动医学领域发展的深远影响。此外，协和师生不仅在中国医学领域开创了先河——引入先进的临床学科与创新医疗体系，还将其经验与知识推向国际舞台。富兰克林·麦克林（Franklin C. McLean）和郝智思（Paul C. Hodges）等杰出人士在协和工作多年，尔后成为芝加哥大学的学术领袖，这彰显了他们在协和所积累的宝贵经验，以及他们超出国界的影响力。

回顾过去，我们深刻认识到一手经验不可替代的重要性。洛克菲勒基金会与CMB远渡重洋来到中国，这对真正理解中国这片土地的需求和挑战至关重要。如今，促进中美两国民间交流比以往任何时候都更加关键。鼓励个人，尤其是年轻人，参与跨文化和学术交流，这有助于增进相互理解与合作，为共创一个更美好的未来架起坚实的桥梁。本书为CMB年轻一代提供了宝贵的历史经验，激励他们继承前人的崇高精神，凭借优质的教育和包容的思想，追求个人成长并对社会做出有意义的贡献。

展望未来，CMB将继续致力于推动中国及全球范围内的医学卫生人才培养、卫生政策、公共卫生、学术研究的发展。过去110年的经验激励着我们践行使命，确保寻求合作、追求卓越的精神继续引领我们创造更健康的世界。值此CMB 110周年之际，我们希望通过该书的英文再版与中文译本修订，使越来越多的读者能够深入了解协和与CMB丰硕的合作成果，并从中获得深刻见解，汲取宝贵经验。

美国中华医学基金会理事长
欧文迪

美国中华医学基金会主席
罗杰·格拉斯

美国中华医学基金会执行副主席
芭芭拉·斯托尔

中译本序二

　　"一部协和史，半部中国现代医学史"。百余年前，北京协和医学院（Peking Union Medical College，PUMC，简称"协和"）率先将科学医学引入古老中国，以科学之义，行人道之术，引领和推动了中国现代医学发展的辉煌进程。在这波澜壮阔的历史背后，洛克菲勒家族以其远见卓识为协和的创立奠定了基石；美国中华医学基金会（China Medical Board，CMB）作为洛克菲勒基金会当时的特设机构，创建之初的使命是以约翰·霍普金斯大学医学院为蓝本，在中国创建一所堪与欧美顶尖医学院相媲美的医学院。在这段历程中，尽管遭遇重重困境与挑战，协和人仍以中华民族特有的坚忍不拔精神，秉持着执着追求医学崇高理想的信念。在中国政府的坚定领导与全力支持下并辅以国际机构的协助，协和铸就了不朽传奇。时至今日，协和以其深厚的历史底蕴、卓越的医学技术与开阔的国际视野，在中美医学与民间交流合作中继续发挥着举足轻重的作用。协和是人类种群间善意的结晶，是国际、民间帮助的典范，是国际人道主义的生动诠释。

　　协和与CMB的深厚合作为中美在医学和卫生健康领域的交流树立典范。多年来，CMB与中国多家机构在医学教育、公共卫生、护理、全球健康等多领域开展深度合作。值此CMB成立110周年之际，很荣幸受邀为《美国中华医学基金会与北京协和医学院》（*China Medical Board and Peking Union Medical College*）的再版作序。原书作者福梅龄（Mary E. Ferguson），以其亲身经历与独到视角，将我们带回了那个风起云涌的时代。福梅龄于上世纪20至50年代在协和工作，曾担任校理事会秘书，对早期协和的了解非常深刻。她以细腻的笔触，铺陈描述了协和创建的艰辛，包括战争的袭扰与文化理念的碰撞，以及在中外有识之士的坚定推动下，协和通过整合资源、引入先进理念与技术，培育了一代代具备国际视野、深厚医学功底及卓越领导力的杰出人才的非凡历程。此外，福梅龄在本书也着重讲述了洛克菲勒基金会、CMB、协和这三家机构之间错综复杂的关系。为此，她以三家机构大量的档案记录为基础进行了详实的史料考证；这些档案记录被誉为美国现存的有关中国现代史最丰富的资料之一。因此，本书对于任何想深入理解协和与CMB的读者来说，是一本必读精品。2014版中译本已尽最大努力展现原书内容，但受当时条件与资源所限，仍有可改进提高之处。基于此，本着在"信、达、雅"三方面进一步精益求精的宗旨，CMB与协和通力合作，组织了优势互补的翻译团队，充分利用多方资源，邀请中美史学专家参与并提供意见，甚至远赴纽约洛克菲勒档案馆，对史实资料进行了考证；并在文字上做了进一步推敲修定，力求在符合中国读者阅读习惯的同时，能够恰如其分地体现原文的专业严谨性。

正如本书副标题——"丰硕合作纪事"（*A Chronicle of Fruitful Collaboration*）——所述，协和与CMB的交往协作印证了国际交流合作的重要性。当前，中国在医学领域蓬勃发展，并展现出强大的创新能力。作为中国医界的领航旗帜，协和担负了特殊的历史使命与社会责任，并将继续在医学教育与人才培养方面借鉴国际先进经验，作为医学科学与文化交流的重要平台，推动中美医学交流合作向更深层次发展——这即是本书在当下予以我们的现实意义与深刻启示。

"尊科学济人道"，协和的精髓在于此。从这个角度而言，本书可谓协和医学历史研究与传承的精品佳作。一直以来，协和人注重内涵与审美的提升，以成为具有高度社会责任感与人文情怀的知识分子。在与CMB的合作中，协和在医学历史研究与文物保护方面的努力，正是对这一理念的生动实践。近年来，协和不断丰富其历史与文化宝库，实现了对传统的传承与创新：从院史展览的精心布置，到老建筑群的修缮保护；从对协和精神的凝炼，到塑造协和历史先贤的雕像；从协和管风琴的"复鸣"到"协和画廊"的艺术绽放……各项善为令人目不暇接。

此次修订译文再版，是CMB与协和精诚合作之举，更是中美共同铸造人类卫生健康共同体、人类命运共同体的表达。是为序。

中国医学科学院北京协和医学院院校长

王 辰

中国医学科学院北京协和医院院长

张抒扬

原 著 序

　　《美国中华医学基金会与北京协和医学院》一书简洁明快，动人心弦，让我回想起曾经亲历的伟业丰绩。虽不遂人意，事业未竟，但我仍相信，业未竟，功亦成。

　　我们在创办北京协和医学院中展现出卓然才识，将现代医学概念引入中国，影响巨大，势不可挡。医学无关意识形态冲突——吉本（Gibbon）称之为"因信仰差异而产生的极度仇恨"，因为全人类都渴望健康，这种渴望并非有限资源，各国无须为此竞争。现代医学是将全人类联结起来的纽带之一，它超越意识形态，不分领土国界，汇聚力量，因此也是构建团结社会根本结构的基石。

　　本书精彩纷呈，讲述了人与命运抗争的故事，历尽磨难，思想不灭。

雷蒙德·福斯迪克（Raymond B. Fosdick）

原著自序

　　本书按时间顺序，记述了美国中华医学基金会（China Medical Board, CMB）和洛克菲勒基金会（Rockefeller Foundation）创立北京协和医学院（简称"PUMC"或"协和"）的经过及后续三十七载的发展历程。协和深刻地影响了中国和整个东亚的医学教育与实践，而本书让我们走进那个时代，了解它的卓越表现与非凡成就。我在北京协和医学院深度参与行政工作二十余载，对协和感情深厚。如何评价协和成就也是值得其他史学家研究的课题。

　　能获此殊荣筹备撰写这份历史记录，我想衷心感谢位于纽约的CMB及其管理人员，他们是：理事长约瑟夫·黑塞博士（Dr. Joseph C. Hinsey）；主任兼现任主席奥利弗·鲁弗斯·麦考伊博士（Dr. Oliver R. McCoy）；现任主任帕特里克·昂格雷博士（Dr. Patrick A. Ongley）；以及秘书艾格尼丝·皮尔斯（Agnes M. Pearce）。尽管写作过程进展缓慢，他们始终耐心关注着，无论单独或一起对我的鼓励和帮助，都是促成本书问世不可或缺的因素。

　　虽无法查阅北京协和医学院档案中的重要记录，但我仍轻松获得了丰富的文献资料。作为协和在纽约的办事处，CMB一直与协和的管理层保持书信往来，也代表协和处理了很多事务，保留了大量档案，其中包括校理事会和北京其他行政部门的会议记录。CMB保存着这些档案记录，为本书大量的细节撰写提供了事实基础。当我着手写书时，雷蒙德·福斯迪克（Raymond B. Fosdick）热情地介绍我到洛克菲勒基金会档案室查阅，为我提供了宝贵的资料。他帮我确认事件经过和日期，特别是在早期发生的故事。事实上，洛克菲勒基金会、CMB和北京协和医学院在初期彼此关联，把它们的档案记录分开似乎意义不大。洛克菲勒基金会继任领导允许我继续查阅这些档案，基金会工作人员也为我参考资料提供帮助，为此我深表感谢。顾临夫人（Mrs. Roger S. Greene）很慷慨，将她先生这些年来与CMB及协和相关的私人文件转交予我。这些珍贵资料和顾临（Greene）其他个人文件现存于哈佛大学胡恒德图书馆（Houghton Library at Harvard University）。

此外，我也有幸与许多曾在协和任职的工作人员直接交流，由于篇幅有限，无法一一详列。他们与我交流对话、往来书信，忆往昔岁月，丰富了全书内容，还提供了当时的相片，填补了照片记录中的空白。对此，我深表感谢。

协和历史上的重要人物也在澄清历史事实方面发挥了重要作用，他们是：已故的首任校长富兰克林·麦克林博士（Dr. Franklin C. Mclean）；第二任校长胡恒德博士（Dr. Henry S. Houghton），他曾在珍珠港事件爆发前几年再次担任执行校长一职；协和首任护校校长沃安娜（Anna D. Wolf）；1930—1940年任职的护校校长胡智敏（Gertrude E. Hodgman）；医学预科始建时任化学系系主任，后担任院长一职的斯坦利·威尔森博士（Dr. Stanley D. Wilson）；1936—1948年间，时任洛克菲勒基金会主席的雷蒙德·福斯迪克，他参与了大部分对协和影响深远的关键决策。本书撰写期间，他们都很愿意阅读草稿，阐明曾参与的事件经过，通过自身经历，讲述未能记录在册的故事，并自始至终鼓励我写作，若非如此，本书很可能永远无法完成。

CMB最初想让我与前主任娄克斯博士（Dr. Harold H. Loucks）合著这部历史纪实书籍。彼时，娄克斯博士刚刚从CMB退休，他在二战前后一直担任北京协和医学院的外科教授。倘若娄克斯博士参与编纂，本书必更注重协和的科学造诣、教育成就，但娄克斯博士长期抱恙，未能参与。不过所幸在本书撰写过程中，我仍能通过书信和电话与之密切联系，向他请教。书稿每版每页都凝聚着他智慧的结晶和公正的判断。

同时特别感谢CMB和洛克菲勒基金会顾问肖恩西·贝尔纳普（Chauncey Belknap），哥伦比亚大学中文系荣休教授富路德博士（Dr. L. Carrington Goodrich），以及纽约协和神学院宣教系荣休教授贝德士博士（Dr. M. Searle Bates）。感谢他们在百忙之中抽时间审阅完善本书终稿。

最后，由衷感谢所有坚定支持北京协和医学院的朋友们，感激之情无以言表，本书可圈可点之处，无论大小，皆因其支持鼓励。若有不足纰漏之责，不在他人，而全在于我。对我们所有人来说，本书是一份热忱之作，爱的结晶。

福梅龄（Mary E. Ferguson）

纽约

1970年9月1日

目　　录

开 篇 语

　　显然，除非中国人自己管理医学，并使之融入国民生活，否则无论西方医学为中国提供什么，亦无济于事。因此，我们必须期待终有一日，大多数教学岗位（即便并非全部）将由中国人担任；校理事会将有杰出中国人的席位；学校所需的经费，不仅仅像现在这样来源于所缴学费及创始机构资助的拨款，而是和世界其他国家类似级别的医学院校一样，由中国人民捐赠，政府提供补贴。让我们同心协力，在中国建立起世界上最好的科学医学，为实现这一目标而努力奋斗。

洛克菲勒二世（John D. Rockefeller, Jr.）

北京协和医学院揭幕典礼上的讲话

1921年9月19日

第一章

开基立业

1913—1916

"纵观洛克菲勒基金会（Rockefeller Foundation）的历史，中国与该基金会下设的国际卫生部（International Health Division），同为其早期关注焦点，二者难分伯仲。除美国外，洛克菲勒基金会在中国的投入居各国之首。"在引人入胜的《洛克菲勒基金会故事》（1951）中，雷蒙德·福斯迪克（Raymond B. Fosdick）以此句作为"中国的约翰·霍普金斯"一章的开篇。

二十世纪前十年，约翰·洛克菲勒（John D. Rockefeller）经由其极有远见的顾问弗雷德里克·格池（Frederick T. Gates）建言献策，开始将巨额财富投入公益事业，以实现重大长期目标。1901年，洛克菲勒医学研究所（Rockefeller Institute for Medical Research）成立，威廉·韦尔奇博士（Dr. William H. Welch）任所长。随后几年，研究所在西蒙·弗莱克斯纳博士（Dr. Simon Flexner）的有力领导下迅速发展；普通教育委员会（General Education Board）和洛克菲勒卫生委员会（Rockefeller Sanitary Commission）成立；芝加哥大学成功创办，并持续获得洛克菲勒家族的丰厚资助，其在1910年获得的资助更是高达1,000万美元（时称"最终礼物"）；当然，洛克菲勒基金会筹备之初也并非一帆风顺，常有艰难险阻。

虽然卓有成就，但这些仍不足以实现格池兼济天下的构想。1909年，他成功说服洛克菲勒资助东方教育考察团（Oriental Education

Commission）。该团由芝加哥大学校长欧内斯特·伯尔顿（Ernest D. Burton）率领，旨在"考察远东地区的教育、社会和宗教情况"。考察团访问了近东地区、印度、日本、朝鲜，以及此行真正的目的地——中国。格池相信，耗资约1,000万美元，"我们或能在中国建一所大学，不以传教为目的，且欢迎不同信仰的人。这所大学应当经世致用，授课内容应涵盖西方大学所有学科，为中国政府树立典范，为中国新式教育培养教师"。然而考察团的报告却让他感到失望，使他确信在当时的中国创立一所名校"不过黄粱一梦"。

尽管如此，格池对中国兴趣依旧未减。两年后，1911年，钩虫病防治运动在全球范围内取得巨大成功，科学医学和公共卫生得到推广，这似乎指明了一条新的道路，前景更为广阔。"在中国，我们没能办成大学教育，但这难道意味着我们在医学领域也不能成功吗？能不能试着在中国推行科学医学呢？"

然而，这样的梦想在那时不得不暂时束之高阁，因为洛克菲勒基金会的正式注册需要所有人全神贯注。1913年5月，基金会终于完成法律注册。新当选的理事本就关注此前开展的工作，他们毫不迟疑地得出结论："通过医学研究和教育，包括展示已知的疾病预防和治疗方法，推动公共卫生发展，前景最为可期，影响深远持久"，这正是他们的目标。到6月底，基金会下设的国际卫生委员会成立，接手了洛克菲勒卫生委员会于1909年开始的工作，同时还扩大了工作的范围。

下一步该怎么走？公共卫生、医疗教育和研究都是理事会优先考虑的领域。弗雷德里克·格池和杰罗姆·格林（Jerome D. Greene）两位理事对在远东地区开展工作尤为感兴趣。同时，对在中国实施项目感兴趣的人也开始向理事会咨询情况，甚至中国哈佛医学院（Harvard Medical School of China）的执行委员会也向基金会提出了具体的申请。*时机已经成熟，可以着手寻找格池早前提出的问题的答案了："我们难道不可以……尝试在中国推行科学医学吗？"

1913年10月22日，理事会召开会议，理事兼理事会秘书格林宣读题为《远东地区之教育和其他需求》（*Educational and Other Needs in the*

---

*1911年，一群怀着人道主义理想的哈佛毕业生创立了中国哈佛医学院。学院初建，筚路蓝缕，虽名叫"哈佛"，但并非哈佛大学下设机构，也没获得其资金支持。——本书脚注若无特殊说明均为原注。

Far East）的备忘录，并总结了一些"与远东地区教育有关的项目，包括医学教育和对优质医院的需求"。这些项目曾以正式或非正式的形式提出，引起了基金会的注意。杰罗姆特别强调了哈佛大学校长查尔斯·艾略特（Charles W. Eliot）所递交的中国哈佛医学院申请。他表示："看来，如果要将资金用于切实推动中国医学事业的发展……那么绝对有必要对整个情况进行全面研究。这句话同样适用于教育项目。"他在备忘录结尾评论道：针对"这项议题，我们有必要派遣特别考察团前往远东地区，根据考察结果进行全面评估"。

中国议题研讨会

杰罗姆的建议虽未立刻得到实施，但理事会于1913年12月20日广泛讨论了这些建议。会议决定，授权理事会秘书杰罗姆"于1914年1月19日（星期一）或前后召开会议，讨论在中国开展医疗和教育工作的事宜。会议邀请了洛克菲勒基金会成员以及理事认为有必要邀请的人参加。"洛克菲勒二世（John D. Rockefeller Jr.）邀请了几大教会的负责人、几位医学传教士，以及几位当时正在美国本土的常驻中国的美国人。这场会议最终在洛克菲勒基金会的办公室召开，基金会和普通教育委员会代表也出席了会议。与会者都是显赫人物，他们是：弗雷德里克·格池、哈里·贾德森校长（President Harry P. Judson）、西蒙·弗莱克斯纳博士、斯达·莫菲（Starr G. Murphy）、维克利夫·罗时博士（Dr. Wickliff Rose）、海特（C. O. Heydt）、华莱士·鲍垂克博士（Dr. Wallace Buttrick）、亚伯拉罕·弗莱克斯纳博士（Dr. Abraham Flexner）、杰罗姆·格林、查尔斯·艾略特校长、罗伯特·斯皮尔博士（Dr. Robert E. Speer）、亨利·卢斯博士（Dr. Henry W. Luce）、鲁道夫·希尔兹博士（Dr. Randolph T. Shields）、詹姆斯·富兰克林（James Franklin）、杰弗瑞博士（Dr. W. H. Jefferys）、约翰·马特博士（Dr. John R. Mott）、查尔斯·泰尼博士（Dr. Charles Tenney）、欧内斯特·伯尔顿教授、钱伯林教授（Professor T. C. Chamberlin）、亨德森教授（Professor C. R. Henderson），这后三位是芝加哥大学的教授，以及哥伦比亚大学的保罗·孟罗教授（Professor Paul Monroe）。如果当前召开类似的会议，肯定有相当数量的中国参与者；然而当时竟未出现中国面孔。由此可见，过去五十年来时代变化沧海桑田。

洛克菲勒二世在开幕致辞中为会议确立了探索的基调：

今天会议的主办方是洛克菲勒基金会，在我看来它还是一个稚童，懵懵懂懂，经验不足。它把世界作为自身的实践地，但计划却寥寥无几。我们打算慢慢开展工作，尽可能收集合适领域的全部信息，最终找到突破口，得出一定的结论；这样我们才能觉得对相关问题掌握了所有情况，并且正按最佳建议开展行动……我们尚未制定任何计划，也没有在中国或其他地方做任何承诺……我们只是说明了存在重大机遇、巨大需求。现在，让我们研究一下形势，看看这一职责能否落在我们基金会的身上。

数年来，基金会对中国议题一直很感兴趣，就像渴望获取知识的单纯学生一样。我们已经意识到中国发生的巨大变革带来了前所未有的机遇，因此，基金会或许应该考虑如何利用这些机遇。

在此，我想明确一点，我们目前仅在搜集信息，尚未决定在中国开展工作。

格林以"教育"和"医学教育和公共卫生"两大主题为统筹，介绍了议题大纲，强调会议最迫切的目标不是"决定行动"，而是通过讨论来阐明洛克菲勒基金会面临的问题。"如果能就少数几个明确的提议达成共识，那再好不过。本次会议要揭示实际情况，以供借鉴，甚至在事实或政策方面意见不一也没关系，只要能把总体问题阐述清楚，就已经达到本次会议的目的了。"

在接下来的两天里，会议氛围活跃，成果丰硕。会议的速记记录生动地证明，这些杰出人士对面临的挑战有着浓厚的兴趣。洛克菲勒二世作为理事长主席，经验丰富，每次都邀请不同的专家为每个主题的讨论做开场发言，再让其他人来点评或各抒己见。第二天会议结束时，他在会议总结中由衷感谢与会嘉宾坦诚交流，讨论富有建设性意义，这些讨论给洛克菲勒基金会在筹划项目时提供了大量的信息和启迪。

为期两天的会议结束后，紧接着就在1914年1月21日召开了洛克菲勒基金会的理事会。参加过前述讨论的理事们可以在会上分享亲身感受与见解。经过充分审议，理事会作出以下决定：

在中国开展的所有工作都应与医学相关；
所有工作都应在现有机构的基础上进行，无论是教会机构还是政府机构。

理事会上，一直积极参与前述准备会议的哈佛大学校长艾略特当选为基金会理事。

一周后，1914年1月29日，格池将会议讨论的反馈意见撰写成《循序渐进发展中国综合高效的医学体系》（*The Gradual and Orderly Development of A Comprehensive and Efficient System of Medicine in China*）一文。理事会当即通过了这份文件，将其作为当前和未来行动的基础。该计划主要包括四个步骤：

第一步，掌握美国、英国和欧洲现有的资料，"立刻挑选一名精干人员派往中国，调查中国目前的医疗工作和医学教育情况，并立即撰写报告"。

第二步，根据获得的资料，"选择最适合开展医学的地区或省份，能在其地域实现我们的目标"。最重要的是要能建立起一所规模较大、设备精良、管理良好、效率一流的医学院校，并且有一所好的附属医院。

第三步，确保选定区域的每家医院都有充足的医生、护士和设备；同时使医学院在人员、设备、医院设施和临床物资方面达到最佳的可行标准；开办外籍客座教授项目；规定每位"拿国外薪资"的医务人员每年至少在这所核心医学院里工作三个月——"要在中国工作，必须满足这一特殊且不可或缺的关键条件"；同时创办相应资质的护士培训学校，招收男、女学生。

第四步，若该体系实用高效，就推广到其他类似的中心。

理事会在这次会上不仅采纳了格池的计划，还决定派芝加哥大学校长哈里·普拉特·贾德森（Harry Pratt Judson）和波士顿彼得·本特·布莱根医院（Peter Bent Brigham Hospital）的弗朗西斯·毕宝德博士（Dr. Francis W. Peabody）前往中国实施第一步计划，"调查中国目前的医疗实践现状和医学教育"。

第一次中国医学考察团

贾德森博士和毕宝德博士接下了这项艰巨任务。考察团如能配备熟悉中国的人（不一定非要是医生或教育工作者），则更为理想。尽管提到了几个人选，但很快大家一致认为，时任美国驻汉口总领事的罗杰·格林（Roger S. Greene，后于协和长期用中文名"顾临"——译注）能担此重任，若其能够从美国国务院请到假，他便可一同前往。洛克菲勒二世、格池、艾略特校长、贾德森校长对此表示全力支持，只有基金会理事会秘书杰罗姆·格林持反对意见，因为顾临是他的弟弟，他担心会将家庭关系和工作事务混淆在一起。此前，洛克菲勒二世曾建议，顾临办事得力，不妨引入洛克菲勒基金会，但遭到杰罗姆的反对。最终，美国政府批准顾临请假，杰罗姆也不再反对，顾临于是接受委任，成为首个中国医学考察团的第三名成员。1914年4月19日，他抵达北京，与贾德森博士、毕宝德博士、考察团秘书乔治·麦宾肯（George B. McKibbin）汇合。自此，顾临在往后的二十年里，将所有的精力和智慧都奉献给了美国中华医学基金会（China Medical Board）和北京协和医学院（Peking Union Medical College）。

考察团一行抵达后，立即将中国驻华盛顿临时代办的介绍函呈递给北洋政府，受到了大总统袁世凯、副总统黎元洪以及其他重要官员的热情接见。

事不宜迟，考察团连日奔波于北京和天津的医学院及医院访问考察，紧接着又前往中国其他地区了解情况。四个月内，他们走遍了大江南北，考察了济南、汉口、长沙、九江、南京、苏州、上海、香港、广东、汕头、厦门、福州，并顺带拜访了无数的小地方，甚至去了马尼拉和日据台湾。考察团成员或只身前往，或几人同行，每位成员都详细记录了途中所见所闻。

考察团成员的行程极为紧凑，所到之处都要与当地官员、英美医学传教士开会讨论。中国的医学教育质量也是当时中国博医会（China Medical Missionary Association）特别关心的议题，因此这些传教士欢迎考察团为此提供建议和可能的支持。

1914年8月17日，考察团在日本京都再次汇合。比对各自的记录，讨论考察心得，制定未来行动建议。六周后，他们启程返回纽约，顾临也一同前往。1914年10月21日，考察团将成果汇总成报告《中国的医学》（Medicine in China），并在纽约呈交给洛克菲勒基金会的理事会。

1914年8月初，第一次世界大战爆发，给考察团带来了很多不确定因素。但考察团并未在最终报告和考察结果中反映这些因素，也未影响基金会的后续行动。章节标题清晰可见报告的全面性：

第一章　中国的卫生情况　　　　　　　　　　　　贾德森博士
第二章　中国本土内科与外科　　　　　　　　　　贾德森博士

　　整篇报告吸引了当时所有对中国感兴趣的人，但其中最值得关注的当属第九章和第十章，正是这些建议促成了美国中华医学基金会（China Medical Board）的创建和北京协和医学院的问世。

　　总体而言，考察团建议洛克菲勒基金会在中国大范围开展医学工作，"他们应当认识到，这项工作需要花费很长时间，在此期间，基金会是能给中国医学教育带来进步的最重要因素"。考察团还建议，教学应达到"切实可行的最高标准"，未来一段时间内，英语应是主要授课语言。考察团认为，"关于公共卫生，大规模地组织工作"或"在中国建立一个独立的研究机构，时机都还不成熟"，但鼓励在其资助的医学院校开展研究。

　　他们还建议，"第一个医学教育项目应该在北京开展……如果能合理地做好安排与协和医学堂*联合起来一起开展"；若不能实现，在北京"独立办学"也是可行的选择。他们预计，这项工作会耗费595,500～695,500

---

*协和医学堂是一所联合教会医学院，由伦敦传道会（London Missionary Society）、伦敦医学传教协会（London Medical Missionary Association）、美国长老会（American Presbyterian Missionary Society）、美以美会（the Methodist Missionary Society）、美国公理会（American Board of Missions (Congregational)）、和福音传播会（Society for the Propagation of the Gospel）共同组成。

美元，并且在之后的每年提供154,217～203,477美元的资助。此外，他们建议把"第二个重要的医学教育项目"放在上海，目的是"把医学教育力量与上海辐射的整个长江流域下游地区的主要医院联合起来"。

之后还有一系列"次要"提案，包括：拨款资助广东岭南学院和长沙雅礼协会的医学项目；建立两所示范性的结核病医院；资助"遴选的中国优秀医学毕业生"出国深造；在基金会援助的医学院设立奖学金，资助有前途的医学生；在"受到基金会援助的……医学院"周围建设新的医院；鼓励对护士的培训；资助医院医务人员每年去其他医学院进修三个月；资助在中国的医学传教士到美国或欧洲深造；让客座教授到基金会援助的医学院或其他地方授课；在美国成立一个"医学专业人士顾问委员会"，"如果条件允许，也可以在英国成立类似的委员会"；"基金会委派一名驻华代表，管理与受资助机构有关的基金会事务"，总部设在北京。

理事们对这份报告表示认可。他们对其进行了仔细的研究，以回应此意义深远的建议。1914年11月5日，基金会就此报告召开会议进行讨论，将考察团的提议作为工作基础，未来"随着经验积累，认识逐渐深入，适时予以更改或修正"。11月30日投票通过了决定，"就像考察团建议的，创建一个机构，命名为'洛克菲勒基金会之特设美国中华医学基金会'（China Medical Board of the Rockefeller Foundation）（为简便起见，下文统称为CMB——译注），主导中国的医学项目"。

CMB的成立

事不宜迟，CMB于1914年12月1日召开了第一次会议，洛克菲勒二世主持会议。CMB的创始成员都是显赫人物：

华莱士·鲍垂克博士（Dr. Wallace Buttrick）

杰罗姆·格林（Jerome D. Greene）

西蒙·弗莱克斯纳博士（Dr. Simon Flexner）

哈里·普拉特·贾德森博士（Dr. Harry Pratt Judson）

弗雷德里克·格池（Frederick T. Gates）

约翰·马特（John R. Mott）

弗兰克·古德诺（Pres. Frank T. Goodnow）

斯达·莫菲（Starr J. Murphy）

弗朗西斯·毕宝德（Francis W. Peabody）

维克利夫·罗时（Wickliffe Rose）

洛克菲勒二世（John D. Rockefeller, Jr.）

威廉·韦尔奇博士（Dr. William H. Welch）

洛克菲勒二世担任理事会首位理事长主席，鲍垂克博士担任首位主任。

他们立刻着手落实考察团的建议，先是资助中国的医学毕业生和中国女性，使其有机会到美国进修培训，为日后培养护理教师和护理部管理人员。CMB的第一次会议还批准了在北京购置的第一块地皮。考察团选择了一座古老、美丽的中式庭院，很多与协和有关的人都知道，这里是英氏园，后来成为协和校长的住所。会议最后，格池宣读了《关于医学传教和耶稣精神与教诲的思考》（*Thoughts on Medical Missions and the Spirit and Teaching of Jesus*）的文章，与会人员就"用文章的部分或全部内容作为CMB的精神与目标是否符合"一事，展开了讨论。关于后续是否有根据文章采取过正式行动，虽无记载可循，但格池表达的理念，在之后的各种官方声明中反复出现，有时几乎只字未改。

此后，事情进展迅速。顾临被任命为驻华代表，与鲍垂克博士一起，在纽约同与伦敦传教会合作的美国各教会的秘书探讨考察团对北京协和医学堂的建议。1915年3月15日，洛克菲勒二世给在中国从事医学工作的美国传教会写信，信中大幅参考了格池宣读的那篇文章，简述了CMB的起源，概述了"洛克菲勒基金会认为值得"在整体计划实施过程中采取的措施。这些措施包括：帮助加强现有医学院、医院及其人员的实力，并"创建、装备、资助新的医学院校和医院"。或许这封信最值得重视的是洛克菲勒二世对这个有着独立资助的学校或医院在人员遴选上提出的标准，即必须是"具有良好心智、品德高尚的人，理解教会的精神和目的，专业上完全胜任工作，能够奉献于中国的医学宗教服务"。然而，除了这些资质外，洛克菲勒基金会不会"像教会那样，对医学传教士或代理人进行必要的且适当的教派或教义性质的考察"。随着时间的流逝，洛克菲勒二世日益觉得这封信是他对教会的个人承诺，维护了协和的基督教特征——事实上，他的理念不仅影响了今后的管理制度，而且还深深地影响了一些人的职业生涯。

北京协和医学院的建立

那段时期，无数次磋商在伦敦和纽约之间展开。最终，伦敦会与CMB达成了历史性的协议：CMB出资20万美元，购入协和医学堂在北京的地产，并把这里规划为之后的北京协和医学院。1915年7月1日，CMB开始全面资助协和医学院，每年预算为53,000美元。教会和CMB适时选出13位代表，担任协和医学院校理事会成员。1916年1月24日，在约翰·马特博士的领导下，协和校理事会成员在纽约召开第一次会议。从此，校理事会负责处理协和医学院内部事务。CMB处理协和理事会的拨款申请，但在购置土地和修建学院方面直接与驻华代表对接，并根据代表建议，对项目的其他方面（例如为其他机构拨款或设立高级奖学金）提供资助。

根据与传教会理事会达成的协议，当洛克菲勒基金会接管北京协和医学院时，CMB行权委任七位协和校理事会成员，另外六人由各个教会委任。CMB委任的七位都是CMB理事会成员，其中四人还是洛克菲勒基金会理事会成员。有相当长一段时间，三个理事会的人员配置存在着明显的重叠。这也就难怪，有时候很难分清最终决定权的归属。此外，CMB与协和校理事会的工作最初是在鲍垂克博士的办公室开展起来的，他当时任职于洛克菲勒基金会普通教育委员会，大约只有30%的时间用于新成立的CMB与协和校理事会的工作。

第二次中国医学考察团

鲍垂克博士很快认识到，CMB开展的项目规模庞大，需要过硬的专业能力和丰富的实践经验，而他作为一名浸礼会牧师，并不具备这样的条件。他坚信，这个中国医学教育项目要想不负众望取得成功，就应该委派医学骨干到中国实地考察。他认为他的好友兼同事威廉·韦尔奇博士和西蒙·弗莱克斯纳博士最合适，这两位都是当时美国医学界的泰斗。鲍垂克博士一再坚持，不断游说，韦尔奇博士和弗莱克斯纳博士最终同意赴中国考察。1915年8月7日，CMB的第二个中国医学考察团启程前往中国，团组成员除了他们三人外，还有洛克菲勒医学研究所的秘书——格池的儿子弗雷德里克·格池博士（Dr. Frederick L. Gates），即小格池。

第一次考察团预见了广阔的前景，第二次考察团就是要实现这一愿景。

不出所料，韦尔奇博士和西蒙·弗莱克斯纳博士高瞻远瞩。"我们的目标应该是建一所与欧美医学院一样出色的医学院……拥有优秀的教师团队、设备精良的实验室、良好的教学医院……以及一所既培养男护士又培养女护士的学校。"但首先要关闭旧的协和医学堂，尽义务妥善安排相关人员。但他们却发现，学生"由于预科教育的缺失以及不懂英语，完全不适合在新学校学习"。因此，考察团与顾临商议后制定了转学方案，以班为单位，把128名学生转到现有的其他院校完成学业，并建议适当补偿学生本人和转学学校。考察团认为，应广纳贤才来担任新学校的领导层，人选不应局限在原来协和医学堂的范围内，部分教学人员职工可能会转岗到中国其他的教会，有的从国外进修回来后，可加入协和所需的教学团队。

之后，考察团研究了一些具体问题，如录取要求、授课语言、医学课程内容、课程时长等。考察团一致同意协和医学院以及拟在上海开设的医学院录取标准应"尽可能向美国大部分更高水平的医学院现行标准看齐"。这可能要求医学院从一开始就开设预科课程，但考察团也意识到，"帮助一部分学院提供必要的基础培训，有助于在中国开展更广泛的教育工作，并为中国的高等医学教育事业提供……迫切需要的服务。"尽管他们知道在医学院继续学习中文也很重要，但仍坚持用英语授课，因为他们"确信无法通过汉语这一语言媒介使学生有效地接受现代医学教育"。

考察团认为，"应尽一切努力培养科学探索精神，这种精神可能有待发掘，但并非真的不存在"。因此，他们建议，"遴选教师时，应看重他们的科研能力，或能否启发他人开展科研工作。通常这种人会成为最优秀的教师，既能指导学生，又能激励同事……毋庸置疑，按照CMB的目标和责任，委任的教师应能领会教会所推动的工作"。

根据自身经验，考察团呼吁创办医学院不能一蹴而就，而是应该效仿约翰·霍普金斯医学院，逐年发展壮大，直到五年学制（包括一年实习）的每个年级都有学生就读。他们也注意到，如欲维持"这所医学院校在高水平上运作"，与传教士相似的低薪是行不通的；因而强调，要给予充足的津贴和其他一些福利待遇。

对这些大人物来说，要挤出四个月时间来完成这项考察并不容易。但是他们规划的征程引领北京协和医学院取得了辉煌的成就，其影响力远远超出北京的范畴。

1916年1月24日，北京协和医学院校理事会第一次会议在纽约召

开，韦尔奇博士汇报了考察团的成果和建议，几天后这些报告又呈递给了
CMB。双方都对此格外关注且赞赏有加，但均未采取任何行动。显然，他
们对韦尔奇博士、弗莱克斯纳博士和鲍垂克博士的判断很有信心，接下来
只需贯彻执行他们的想法和提议即可。

第二章

初露峥嵘

1916—1921

协和医学堂的教职工解散之后，新学院急需聘请一批新的行政领导。北京协和医学院校理事会决定任命鲍垂克博士、弗莱克斯纳博士、韦尔奇博士，以及两位教会秘书诺斯博士（Dr. North）和布朗博士（Dr. Brown）组成教学常设委员会。在未来领导的选拔上，校理事会坚持高标准、严要求，突显了协和医学院追求卓越的目标。

必须经过慎重考虑，才可找到合适的人选来领导北京协和医学院，并为规划中的上海医学院（Shanghai Medical School）觅得良才（为与复旦大学上海医学院区分，后文写作"上海洛克菲勒医学院"——译注）。该选择医学教育领域阅历丰富、声誉卓著的人呢？还是选择初露锋芒、前途无量的年轻人，在中国这片陌生的土地上开展试验性项目，能表现得更加灵活与足智多谋呢？对于第一类候选者的遴选并不成功，由此这一人选落到了洛克菲勒医学研究所附属医院的医疗副主管富兰克林·麦克林博士身上。1916年6月20日，北京协和医学院校理事会执委会根据常委会委员的一致推荐，将这位从医学院毕业六年，年仅28岁的年轻人聘任为"北京协和医学院校长兼内科教授"，年薪高达2,400美元（外加必要的差旅费用）。1916年7月13日，受聘不到一个月，麦克林博士就从温哥华启程了。

与麦克林博士一同前往中国的还有查尔斯·柯立芝（Charles A. Coolidge），他是CMB聘任的"建筑顾问"。虽然洛克菲勒基金会从伦敦会购买了协和医学堂的土地和建筑，但还达不到CMB所期望的规模。因此，当顾临在1916年1月初发电报建议以125,000美元的价格购入豫王府的房产时，洛克菲勒基金会迅速采取行动。从那以后，北京协和医学院通常被称为"豫王府"。对许多中国人来说，"洛克菲勒"与自家油灯中燃烧的标准石油公司（Standard Oil）的"油"同义，又因"油"发音与"豫"相似，所以"豫王府"也被称为"油王府"，这样的谐音双关体现了中式幽默。

对洛克菲勒基金会在北京持有的地产进行初步的建筑评估是建新校的一项重要准备工作。CMB在选建筑顾问时，也像先前在医学和科学界选择韦尔奇博士和弗莱克斯纳博士一样，从这个行业翘楚中优中选优。柯立芝是当时美国著名的建筑师之一。他当时刚刚规划并修建了位于波士顿的哈佛医学院和纽约的洛克菲勒医学研究所的新大楼。西蒙·弗莱克斯纳博士举荐了他，并说服柯立芝亲自来到中国进行评估。

麦克林博士和柯立芝先抵达了上海。在上海逗留期间，CMB驻华代表顾临以及胡恒德博士（Dr. Henry S. Houghton）充当了称职的向导。*随后，两人一路北上，期间在南京和济南稍作停留。8月20日，麦克林博士和柯立芝抵达了北京。

接下来的几周，两个人参加了无数场会议，也拜访了大量良莠不齐的医学机构，他们或是教会性质或是公立性质；但两人心中始终牵挂着北京协和医学院的创建。原协和医学堂中，如有可堪大用者，谁能为新学校未来发展添砖加瓦呢？麦克林博士立刻开始对这些人员的专业潜力和性格品德进行评估。由于和纽约的校理事们远隔重洋，麦克林和顾临一起研究如何更好地管理北京协和医学院。两个人共同制定了医学预科规划，并一致认为应尽快开设预科班。

由于附近的卫理公会斯利珀·戴维斯医院房舍完好且设备齐全，两人决定关闭条件远逊于前者的伦敦传教会妇女医院。男子医院仍在运作，需要X光机、实验室、药房、医事管理以及护理服务，因此也要对其需求进行研究。这所医院都是男护士，其护校也只招收男性。在中国，让女护士

---

*洛克菲勒基金会将要在上海资助创办医学院，中国哈佛医学院（Harvard Medical School of China）的财务已陷于困境，管理层主动提议让CMB"立即接管并继续目前所有的工作，直到计划中的医学院建成"。作为回应，CMB买下了中国哈佛医学院持有的地产，负责把学校推荐的学生转到美国或其他地方完成医学教育。最重要的是要同意保留医学院院长胡恒德的职务。

照顾男患者似乎就是天方夜谭。大多数在医院工作的年轻女性几乎都没有受过太多教育，也没怎么参加过护理培训。她们基本只是辅助"外籍"护士，和佣人差不了多少，只能干一些琐碎的杂务。在上海的中国哈佛医学院，胡恒德博士极力想让公众明白，护士是一个光荣的职业。他希望那些出身名门，受过良好教育的年轻姑娘能够投身护理行业，对妇女儿童和男性一视同仁，予以照料。哈佛大学医学院的教学医院上海红十字会医院最先开始进行这样的尝试，取得了良好的效果。麦克林博士和顾临走到哪都会讨论这个问题，他们得到了很多鼓励，更坚定了自己的看法，即首要目标就是任命一位护理部主任，组织开展新医院的护理工作，还准备建一所护校培训女护士，其水准应与医学院预设的高标准相当。

麦克林博士在北京待了整整一个月，随后经长江流域返回上海。他花费六周时间，考察了华中华北所有有影响力的医学机构，拜访了众多来自西方国家和中国的学界领袖。他在考察的最后一周，和刚来中国第一周时那样，与顾临以及胡恒德博士再次进行了深入交流。这三位年轻人——28岁的麦克林博士、32岁的顾临，和最年长的36岁的胡恒德博士，齐心协力，为协和的发展奠定了坚实基础，每个人都将在此留下不可磨灭的印迹。

建筑、施工和花费

柯立芝在中国停留的时间比麦克林博士短，但以他的丰富经验，已经洞悉建造现代防火建筑所涉事项，以满足一流医学院和医院的需求。柯立芝离开纽约之前，弗莱克斯纳博士曾嘱托他：所有建筑，包括医院、门诊、实验室、宿舍和住宅区"都要体现所在国特色，兼顾实际用途"；需要"仔细斟酌施工和后续的运维费用，既要考虑眼下花费，也要考虑最终的运维费用"；"对于一个完全慈善性质的机构来说，从运作和维护的角度来看，为实验室和其他地方添置过多烦琐的设备并不明智，从原始成本的角度来看也不合理"。除此之外，并无其他具体资料供柯立芝参考。不过让他放心的是，洛克菲勒基金会已经在1916年4月11日批复了100万美元。这笔费用将用于购买北京协和医学院的地皮、建筑和相关设备。

柯立芝对中国传统建筑的力量与美感印象极其深刻。在初见豫王府几天后，他写道："自那以后……一想到这些雕梁画栋、绮丽夺目的建筑即将被破坏，我就感到悲戚。"因此，他在10月初返回纽约后，向理事会呈递了初步报告，从成本、实用性以及艺术性的角度进行分析，提出了将琉璃瓦飞檐与多层现代建筑相结合的方案。他相信，除了成本外，还可以找到一个令人满意的解决方案。从他附在报告内的草图就能清晰看出，屋顶正是中国传统的瓦片屋顶。

柯立芝和顾临、麦克林博士一样，都希望CMB能够买下那块所谓的"日本地产"*，进而将豫王府和英氏园两片区域连在一起。那么东起哈德门大街，西至帅府园的地块就能连成一片，以便未来扩建。基于这一假设，柯立芝绘制了第一份规划图。医学院的正门位于哈德门大街上（现东单北大街——译注），只有医院建筑建在豫王府。这样的规划能够降低管理成本，还便于在后期丰富学校各种服务设施。柯立芝自认为该方案和布局"很理想"。但回到纽约后，他"非常遗憾"地得知，CMB认为已在买地皮上花费很多钱了，决定不再购置额外地产。因此，他调整了自己的草图，将建校用地限定在豫王府的范围内（值得一提的是，中华人民共和国成立后，北京协和医学院完成了"国有化"，这片"日本地产"也被纳入医学院的范围。因此，柯立芝最初的规划在新中国成立后得以实现）。

在中国时，柯立芝并没有尝试估算详细成本，而是整理了所有影响成本的因素。他意识到战争情况对于必须进口的材料的购买和成本有着重要影响。当时正值1916年10月，货运价格翻了一番；远洋承运力严重匮乏；从美国进口钢架、管道设备以及其他建材再运回中国的成本可能翻倍。他很现实；在第一份报告中，他就提醒CMB，洛克菲勒基金会提供的100万美元资金将不足以覆盖地皮、建筑以及相关设备的总费用。

1916年12月22日，CMB召开会议讨论了柯立芝提供的数据。他以立方英尺为基本单位，按200名本科生（不包括第五年的实习生）以及268张医院床位的标准，估算了"战前草图所示建筑在美国的造价"。柯立芝本人没有参加此次会议，但他在附信中表示，"至少还要在战前正价基础上再增加三分之一的预算，才能应对目前价格上涨"。刨去额外的三分之一的费用，他预估的费用总额为3,214,068美元。

对于这些一直认为100万美元够用的人来说，这个数字无疑让他们非常震惊。会议纪要一笔带过，只说与会者对柯立芝的报告"进行了长时间的探讨"。但无论如何，他们都想听听其他建筑师的看法。

他们无须四处寻觅，甚至没过多久就等来了其他建筑师的意见。哈

---

*日本医院、学校和俱乐部都位于此处。

里·何士（Mr. Harry H. Hussey）是美国芝加哥建筑师事务所沙何公司（Shattuck & Hussey）的合伙人之一。沙何公司在芝加哥和北京都设有办事处。在会议进行期间，何士早已在接待室等候，期望或能被召见发表意见。在北京的时候，顾临、麦克林博士和柯立芝讨论过是否聘用何士。他们认为，何士的加入将有利于项目的规划和建造；工地若有建筑师驻场，可在施工过程中现场答疑解惑，这将大有裨益。何士非常熟悉当地的施工条件和常见问题，并对这个项目充满热情，这让三人非常欣喜。有鉴于此，柯立芝在报告中提到，需要明确美国的建筑设计师和北京的监理之间的责任分工，避免出现一些管理上的问题。不过，他也很清楚决定权掌握在CMB的手中。同时，何士在理事会召开前从北京赶回，表达自己的兴趣与意愿。

会议纪要显示：何士"应邀参加会议，被介绍给与会者，会后就离开了"。关于他们讨论的内容并无记载，但从其他存档资料来看，何士在会上肯定给出了工程估价，并表示如果由他来做驻场建筑师，那么100万美元的预算足以完成这个项目。显然，理事会对他的陈述非常满意。何士离开之后，CMB就给沙何公司拨付了1,000美元，让其开始"研究规划北京的两幢大楼（医院楼和实验楼）相关事宜，并请其在1917年1月，即CMB下次会议召开时，提供更为详细的方案。"

1917年1月23日，何士提交了一系列精美夺目的建筑设计图，在布局上基本和柯立芝的规划类似，但比去年12月会议上要求的两栋大楼的方案更为全面，其中包括对已建成建筑的"渲染呈现"，琉璃瓦屋顶优美灵动，庭院宽敞开阔，让人印象深刻。会议结束前，CMB理事会通过了三项重要决议：①同意沙何公司担任"北京的医学院的建筑方"；②聘任鲍垂克博士、乔治·文森特博士（Dr. George E. Vincent）和斯达·莫菲组成建造委员会，"确保北京拟建建筑费用不超过100万美元"；③请求洛克菲勒基金会在原有100万美元的基础上，再额外拨付365,000美元，用于支付在北京购买土地的超支费用。

当时美国正处于加入第一次世界大战的边缘，但对于是否能够继续推行如此雄伟的建设计划，似乎没有产生严重质疑。正如1914年8月中旬，第一次中国医学考察团并未因战争爆发而中止其起草具有深远影响的建议书一样。约翰·霍普金斯医院的院长温福德·史密斯博士（Dr. Winford H. Smith）将何士与绘图成员一行人安排在新建的约翰·霍普金斯儿童医院办公，院长自己也被任命为建筑顾问，同何士以及麦克林博士紧密合作。虽然柯立芝不时为项目答疑解惑，但工程规划的实际负责人是何士。

　　然而自那以后，成本估算和实际支出一直上涨。个中原因包括建材价格上涨和不利汇率。到1917年6月，除已核准的136.5万美元外，又有超支，预估为25万美元；到了7月，超支预估高达50万美元；同年12月，建造委员会建议，暂缓五个部分的施工，同时深入研究今后的行动方案。但理事会发现按建议暂缓施工将进一步增加最终成本，遂决定：施工过程中途不能停工，要一鼓作气完成。

　　CMB也愈发意识到，最初合同里让一人兼任建筑师和施工方，是不够明智的，这让本就不太乐观的局面更是雪上加霜。1918年5月，洛克菲勒基金会主计长访问北京后，提出建议，基于上述决策，CMB理事会最终决定废止原先签订的两份合同，转而与何士重新签署了一份协议，明确其职位仅限于建筑师，并随后在北京成立了CMB专属的工程部门。

　　即便如此，成本仍在不断飙升。到1918年12月，包括土地、建筑和固定设施、可移动设备、配件以及图书馆第一批图书在内的总费用竟高达5,956,208美元，令人大为震惊。但一切还没有结束，到1919年2月，上海洛克菲勒医学院的建设计划被无限期推迟，这也就意味着何士不再需要为该项目担任建筑师，根据合同条款规定，他的合同也相应终止。但仍需继续追加拨款。到1919年12月，总估算成本已增至6,885,650美元，CMB当时为此焦头烂额，进行了长时间的讨论，但无论如何，既然已经下定决心，开弓没有回头箭，他们别无选择，只能继续向前迈进，而洛克菲勒基金会也要应其要求提供更多资金。

　　据洛克菲勒基金会账目记载，包括土地、建筑和设备费用在内，建立北京协和医学院最终共花费7,552,836美元。在1921年9月的协和揭幕典礼上，一家报社采访提问建造费用为何如此高昂，文森特作了如下解释：

　　仅采购和货运就花费了175万美元。我们大都是在战争期间以战时价格进行采购。远洋承运费也达到历史新高。部分所购物资在运往中国的途中起初被报丢失，因此只能重新下单，导致有时最终收到双份货物。理事会只有两个选择，要么停工，让工地上大批工人继续无所事事，最终就地解散，等待不知何时才会到来的和平时期；要么克服艰难险阻，继续施工建设。我们必须作出决定。

原项目预算为100万美元，最终建成共花费逾750万美元，因此洛克菲勒基金会不得不放弃原定在上海建立第二所学校的计划。

上海洛克菲勒医学院

尽管CMB最初几年把大部分时间和精力都投入到了创立、建设北京协和医学院以及加强中国广大地区的教会医院实力上，但他们并没有忘记自己的承诺，要在上海建立"第二个重点医学中心"。1917年4月12日，上海洛克菲勒医学院获得了纽约州的大学托事部授予的临时章程，随后成立了理事会，共11名成员，乔治·文森特任主席，鲍垂克博士任秘书。理事会其中一项先期举措便是选举胡恒德博士为上海洛克菲勒医学院执行校长。

CMB起初拨款2.5万美元，用于修建校舍、购买固定设备。当初与沙何公司签订的规划建造北京协和医学院的合同中包括最终建立上海洛克菲勒医学院的计划。拨款用于行政预算、购买图书馆书籍、进一步购置土地和固定设备以及配件。显然，CMB在尽可能不妨碍北京方面进展的情况下，正加紧推进上海洛克菲勒医学院的建设计划。

同时，由于胡恒德博士当时在上海洛克菲勒医学院并无实质行政工作，他便可为CMB做一些其他工作。在麦克林博士回美国服兵役期间，胡恒德博士赴京接替他的工作，并期望适时返回上海。他作为协和执行校长，与顾临一起深度参与了建设计划的各项工作，也因此深知，成本不断上涨很可能会使得上海洛克菲勒医学院的可用资金减少。1919年12月初，应CMB要求，胡恒德博士与顾临、鲍垂克博士一起，"对在上海以最少的开支维持一所令人满意的医学院，以及从起始阶段逐步发展的可能性进行了专门研究"。

1920年4月28日，CMB召开特别会议，会上介绍了三人研究成果。在各个正式议项和报告后，会议提出了几种可行方案：①立即施工；②无限期推迟；③彻底放弃该项目。会议审慎考量了支持继续建设上海洛克菲勒医学院的提议。会议纪要没有记录赞成和反对的具体观点，只表示"经过长时间的商议"，会议决定如下：

决议：CMB认为，应放弃上海洛克菲勒医学院的建设计划，要求管理层准备本决议的解决方案，并在5月的理事会例会上提交，由其进行裁决。

得出这种结果，个中挣扎苦痛可想而知。这一项目已是万众瞩目，大家翘首以盼也是情理之中。要是放弃上海项目，其他个人或机构因此不得不重新制定或修改计划。洛克菲勒基金会能否承担放弃的后果呢？诚然，在上海建一所医学院不是法律要求，他们是否会出于道德而做呢？

大家一致认为，最终应由洛克菲勒基金会裁决，毕竟CMB只是其下属的特设机构。1920年5月26日，洛克菲勒基金会发表声明，宣布："由于战争引发世界局势震荡，基金会被迫搁置此前宣布的在上海建立一所医学院的目标。"八个月后，即1921年2月16日，上海洛克菲勒医学院理事会召开第五次，也是最后一次年会，他们解散了校理事会，并放弃临时章程和法人权利。

查阅当时的会议纪要、备忘录、书信往来和《中华医学杂志》报道的相关记录，就会得出这样的结论：上海洛克菲勒医学院计划夭折实际上是不可避免的。但很多人，包括文森特博士和顾临，对此都十分不满。艾略特校长和其他原本对中国哈佛医学院感兴趣的人都提出强烈抗议，他们早就期盼着在上海建立一所新的医学院，接替此前夭折的中国哈佛医学院。一些教会领袖原本非常看好上海洛克菲勒医学院的前景，觉得这样可以将自己从发展上海医学的重任中解脱出来。他们因此公开表示不满，认为自己遭受了不公对待。

放弃上海项目固然令人失望，但也并非百害而无一利。圣约翰大学医学院就因此迎来了光明的发展前景。圣约翰大学医学院是上海唯一一所全英语教学的医学院，成立后数年中，培养出的毕业生专业过硬、能力出众，充分展示了其追求卓越学术目标的成果，也赢得了中国人和西方人的尊重。北京协和医学院与圣约翰医学院建立了友好合作关系，许多圣约翰医学院的学生毕业后都前往北京进修，参加专业培训。1917—1928年间，CMB向圣约翰大学理学专业捐款共计98,000美元，其医学院也间接从中受益。

除此之外，还有另一个意外收获，顾临数年后评价其"完成了当初计划在中国发展现代医学的目标……终于发展成一个国立高校。它认同我们的办学目标和方法，潜力巨大、能产生深远影响，并从洛克菲勒基金会此前在华投资中获得更大的成就"。它指的是国立上海医学院，即上海医事中心的一部分。1934年，洛克菲勒基金会将其在1920年购置的原本作为"第二个重点医学中心"的土地转让给了该医学院。洛克菲勒基金会当初以298,331.95美元的价格购入这块土地，但15年后，其实际价值大幅飙升，洛克菲勒基金会用土地出售所得购入上海西郊枫林桥更为便利的地皮，并在此处建造了设备齐全的教学楼，剩余的巨额款项则作为捐赠基金，以补充其他收入来源。因此，国立上海医学院很快跻身中国最顶尖的医学院行列。

北京协和医学院也受益匪浅——原为上海洛克菲勒医学院指派的师资团队中有些暂留北京任职，其余则在美国进修，现在他们都成为协和的师资力量。尽管他们并未在上海洛克菲勒医学院担任过任何职务，但正是洛克菲勒基金会的这一关键决策，促使了协和能够汇聚并受益于胡恒德、邓乐普（A. M. Dunlap）、邰乐尔（Adrian S. Taylor）、郝智思（Paul C. Hodges）、伍安德（Andrew H. Woods）和郝文德（Harvey J. Howard）等杰出人士多年来的不懈努力与卓越贡献，从而收获了丰硕的成果。

医学预科学校

医学预科的教学安排是麦克林博士和顾临1916年秋季安排事项的重中之重。此前韦尔奇博士和弗莱克斯纳博士早有先见之明，认为医学院自创立之初就有责任安排医学预科教学。麦克林博士在美国物色基础科学教师的同时，顾临和协和医学堂留下来的教学人员则忙着寻找符合录取标准的学生，到当时被称为"医学预科"的院系学习。(1917年4月11日，医学预科一词首次出现在协和校理事会的年会记录中，与第一批讲师的任命有关。虽有提及，但未详细说明该名称的正式确定方式。)

协和向中国所有顶尖大学和许多中学发出公告，宣布医学预科将于1917年9月11日开班，而医学院将于1919年秋季开学。其中有一项重要声明：虽然"协和医学院目前尚未准备好招收女生……但校理事会的目标是在合适的时候，招收合格的女学生，男女标准相同"。1919年9月，医学院预科班招收了第一批女学生，医学院则于1921年招收了第一批女学生。协和医学院是中国第一所男女同校的医学院。

麦克林博士对学院发展的正确判断和满腔热情吸引了一批优秀教师。物理系主任兼医学预科首任院长施福乐博士（Dr. W. W. Stifler）和化学系主任斯丹利·威尔森博士于9月初抵京。娄公楼（老协和医学堂的主楼）的实验室和教室已准备就绪，可投入使用。1917年9月11日，医学院预科班正式开班，共八名学生。第一年在当地接受聘用的教师情况如下：冯志东老师（C. T. Feng）教化学，唐荣祚老师（Y. T. Tong）教物理，富路德（L. Carrington Goodrich）教英语而马鉴（Ma Kiam）教中文。

随后几年，医学预科教师队伍中涌现出一批美国优秀青年教师，他们后来在中国和美国其他地方也都卓有成就。完整名册见附录二。

麦克林博士尤其重视教师队伍建设，特别想找一位"具备良好的古典文学素养，同时有着现代思想的中国教师"，顾临向他建议，"在哥伦比亚大学攻读哲学博士的胡适先生可能是个不错人选"。档案中未记载麦克林博士是否同这位"胡先生"联系上。但多年后，胡适博士成为著名哲学家、教育家和外交家，担任北京协和医学院校理事会理事长，为学校作出了卓越贡献。

随着师资队伍扩大，入学申请也不断增加，协和在录取学生时也越发严格。1919年，约64名考生分别在北京、上海、武昌和太原府等地参加考试，其中只有26人被录取。1923年，学校共收到172份入学申请，其中136人参加考试，28人被录取。

与此同时，CMB开始帮助现有院校发展理学专业，让它们为医学研究培育人才做好充分准备。受助院校包括圣约翰大学、福建协和大学、岭南学堂、金陵女子大学、雅礼协会、北京（燕京）大学、金陵大学、东吴大学（以上均受教会资助）；两所中国国立大学——东南大学和清华学校，以及一所中国私立大学——南开大学。援助形式不尽相同——修筑校舍、提供设备、增加教职工工资；资助相关教会在上海召开教育会议；为自然科学教师提供进修奖金。

到1925年夏，情况有了巨大变化：可以停办医学预科了。第二次中国医学考察团起初设想，建立医学预科主要是为"一流"的医学院培养第一批学生。现在它已完成了自己的使命。在招收的205名学生中，100人成功升入医学院，84人读完了五年制课程，获得了他们梦寐以求的医学博士学位。

更为重要的是，在其存在的八年中，医学预科学校展示了如何以高学术教学水平教授基础科学，特别强调学生在实验室中的参与。很快，全国的高等院校都提高了其基础学科的教学水平，这自然而然地提升了其他领域教学的水平。因而当初只是作为权宜之计，为北京协和医学院招收合格学生而采取的举措，实际上对整个中国的高等教育产生了非常广泛的影响，并间接影响到了亚洲的其他地区。

奠基仪式

1917年9月24日，医学预科八名学生入学仅13天，新北京协和医学院将奠基石竖立于南面墙基，即后来的解剖楼下。美国驻"中华民国"公使保罗·瑞什博士（Dr. Paul S. Reinsch）主持奠基仪式。致辞嘉宾包括新学校的"校长"麦克林博士；麦克林博士母校芝加哥拉什医学院院长弗兰克·比林斯博士（Dr. Frank S. Billings），时任美国陆军医疗队中校，负责美国红十字会在俄任务；教育总长范源濂。范源濂正式培土根植奠基石，圣公会华北教区主教诺里斯牧师（Rt. Rev. F. L. Norris）为此赐福。

麦克林博士重申了校理事会的愿景："在中国建立一所专注医学教学、研究和救治患者的大学，各方面完善，且达到国外同类顶尖大学具有的高标准……当这个国家被赋予学习和研究的机会，就应该能培养出令人骄傲的医学专家，并且轻松跻身世界强国之列……我们希望把现代医学的精华分享给中国，让中国在我们现有进展的基础上更上一层楼。"

历史照片再现了当天的盛况。露天庭院中搭起了一块平台，致辞嘉宾和其他社会名流立于台上，台中矗立着一块基座，一名中国建筑工人正自豪地操作着起重机，将巨大的方形大理石置于其上。美国公使馆卫队的海军陆战队乐队在豫王府正殿乐台上演奏。中外来宾，群贤毕至，高朋满座，他们沐浴着温暖和煦的秋日阳光，身后则是高耸的碧瓦宫墙。合影留念必不可少，与会者站在豫王府祠堂踏跺上，庄重合影，"中华民国"的五色旗在其身后飘扬。历史和未来在这一刹那交汇。

搭建行政架构

奠基仪式后不久，麦克林博士返回美国，还带去了协和这一初创院校情况的报告，让人为之振奋。这是一份关于临时行政组织架构的建议，也是在北京起草的第一份年度公告。CMB和协和校理事会对这些建议很满意，认可其取得的进展，并采纳了这些建议。《1918—1919年度公告》如期发布，其格式和内容与麦克林从北京带回的草案基本一致，仅缩短了介绍历史和组织架构篇幅。该文本和格式一直延续用到1941年，从这一事实中可以看出，草案起草者的工作是多么出色。尔后由于学校发展壮大，不可避免对文件进行了一些改动。

此时，麦克林博士表示他需要加入美国陆军医疗队，并告诉鲍垂克博士，他认为以北京目前情况他可以回国参军。当时，协和建设项目进展顺利，医学预科学校运作良好，师资力量充足，旧医院和门诊部架构也已重新调整，在新楼竣工前能够继续提供服务。顾临和胡恒德博士都非常了解麦克林博士的想法以及纽约的理念。校理事会各理事虽有不舍，但也体恤人情，最终同意了麦克林博士的请求。12月底，麦克林博士身着一级中尉军装，去往位于得克萨斯州沃斯堡鲍伊营的基地医院报到。他在参军前也同意，若条件允许，会尽量多地关注协和事务。在接下来的六个月里，他定期与北京和纽约的同事们通过书信往来，决定了许多人事任免和其他事务安排。1918年7月中，麦克林博士前往法国，六个月后他以少校身份退役。这六个月期间，虽然他一直关注跟进纽约和中国的发展动态，且为教职任命提供意见，但更多情况下是作为挂名校长。

此外，顾临坚持认为"医学教授兼主任医师"这一头衔难以准确描述麦克林博士的行政职责，于是理事会作出回应，将麦克林博士的头衔改为了"北京协和医学院校长"。

麦克林博士在战争结束前不会回京的消息一经传出，顾临便发出电报催促，协和校理事会随后响应，任命胡恒德博士为执行校长。1921年1月1日，麦克林博士辞去校长职务，任内科学系教授，将全部精力投入教学研究中，此后胡恒德博士正式接替麦克林博士，成为新一届协和校长。

建校三年，协和与所有新建院校一样，遇到了许多困难与挑战，也面临着发展壮大的烦恼，而纽约与北京之间相隔万里，使得困难与挑战复杂数百倍。即便信件毫无延误，也要两个月才能得到答复。此外，由于电报语言过于简洁，经常造成误解。此外，洛克菲勒基金会、CMB以及协和校理事会三者管理层存在重合，因而容易混淆他们的行政责任划分，更不必提协和校长虽然积极参与各项事务，但因需服兵役而不在学校，学校事务只能由执行校长负责处理，CMB驻华代表因工作要求，不仅要在中国各地出差，还需不时回美国复命。

协和这几年确实可谓多事之秋，但更重要的是，它也在不断进步，成绩斐然。尽管施工建设困难重重，但学校仍翻新了旧楼，新楼也初具规模，随着员工人数不断增加，职工住房也在加紧建设。医学预科制定了一套课程安排和入学标准，作为进入这所未来一流医学院的录取条件，寻找能够应对挑战的学生。1919年10月1日，协和医学院第一届共招收七人，其中五人毕业于自办的医学预科学校。一年后，护士培训学校开学，共招收三名学生。沃安娜能力出众，担任护校校长。在新医院大楼竣工之前，协和医学堂下属的男子医院经过整修，增聘了更多专业员工，扩建了设施，继续全力运作，并为协和医学堂最后两届学生的临床教学提供支持。

由于事务繁杂，有序管理变得愈发重要。1916年5月，理事会设立地方执委会，数月后又增设另一委员会管理医学预科学校。随着时间推移，教职工增多，讨论也耗时更久，其中大多为非正式的闭门讨论，这也表明大家对行政架构想法多种多样。地方执委会被行政委员会取代，其成员包括行政官员和学术领导。而行政委员会下设若干常设委员会，分别管理预算、图书馆、奖助学金、招生、毕业和课程、公报和公告、医院、进修学习、住房和女学生等事务。这些委员会种类繁多，负责事务广泛，尽管参与发展计划的人员比以前广泛得多，但在明确区分学术和专业事务，财政和商业管理这两个方面，还有待进一步努力。

第二年，麦克林博士从军队退役，在哈佛大学从事科学研究，同时仍抽出时间和精力处理协和人事任命、学术发展和行政政策等各项事宜。他和北京的同事们越来越清楚地意识到，学校处于发展阶段，需要全职校长坐镇。如果麦克林博士继续做校长，就只能放弃教学科研工作，他很不情愿这样做。1920年4月6日，他向校理事会递交辞呈，辞去校长职务，专心做内科学教授。

同一周的早些时候，麦克林博士参加了在纽约盖内农庄（Gedney Farms）举行的一次市外会议，洛克菲勒基金会及其相关理事会的领导会定期在此聚会，商讨所遇问题，分析具体情况，之后才在正式的理事会上进行审议。出席本次特别会议的有：文森特、西蒙·弗莱克斯纳博士、弗雷德里克·泰勒·格池（老格池）、弗雷德里克·拉蒙特·格池博士（小格池）、贾德森博士、顾临、理查德·皮尔斯博士（Dr. Richard M. Pearce）、韦尔奇博士以及CMB和北京协和医学院校理事会秘书埃德温·恩卜瑞（Mr. Edwin R. Embree）。讨论主要围绕学校基本宗旨、教学和研究的相对重要性及其对教师聘用和晋升的影响、预算上限确定前难以界定政策及范围等问题展开。这些问题在北京和纽约引发众议，大家各执己见，麦克林博士自己也有强势的见解。

麦克林博士开始担心，CMB会出于财务考虑而降低要求，满足于一所学术平庸，重数量轻质量，且不重视研究的学校。他明确表示，这样的学校对他没有吸引力。

遗憾的是，此次讨论没有留下记录。但从与会者来看，就知道讨论肯定是开诚布公、单刀直入的。这次会议无疑大大帮助CMB理清了思路，声明起草工作主要由麦克林博士负责，他总结了协和的科学办学方针，是本次会议最重要的成果。会议一致通过的声明如下：

在现有资源条件下，北京协和医学院的科学目标：

1. 提供媲美欧美最优秀医学院的医学教育，主要开展方式如下：

    a. 本科医学课程；

    b. 实验室工作人员、教师和临床专家的毕业后教育；

    c. 医师短期课程。

2. 提供研究机会，特别是针对远东地区特有情况的研究机会。

3. 普及现代医学和公共卫生知识。

1920年4月14日，校理事会批准通过这一声明，此后数年未对其进行过修改或变更。该声明精准凝练地概括了学校的科学目标追求。西蒙·弗莱克斯纳博士和威廉·韦尔奇博士最早提出这一设想，在会上也对其进行了重申。

北京的教学人员认为，他们在选择麦克林博士的继任者方面有一定的发言权，校理事会经过考虑，决定由执委会与"北京的管理层协商"，向校理事会"就校长一职"举荐贤良。在确定继任人选之前，胡恒德博士继续担任执行校长。胡恒德博士为协和发展立下汗马功劳，或许最难能可贵的便是在学校初创关键阶段，无论他自身处境有多反常不定，被委以何种行政任务，他都欣然答应，随时承担。很难想象，如果没有他，学校该如何克服建校初期的种种困难、不确定性和危机。

理查德·皮尔斯博士此前在4月初也参加了盖内农庄会议。他经验丰富、足智多谋，才加入洛克菲勒基金会不久，便担任医学教育部主任。在何时是何人首次提议让他访京或有益学校发展，这尚未可知，但到了夏天，基金会决定派他驻北京一年。1920年10月23日，他与家人抵达北京。

抵京后三周，皮尔斯博士与胡恒德博士、顾临及一些教学人员探讨了行政管理情况，使得行政管理委员会建议教学人员参与老师聘任决策和教育方针制定并简化其他行政事务处理机制。随后，胡恒德博士奉CMB主席文森特之命，带着这些建议和1921—1922年的预算提案前往纽约。胡恒德博士离校期间，行政委员会任命皮尔斯博士担任执行校长。

在胡恒德博士离开的第二天，皮尔斯博士召开了一次行政管理委员会特别会议，大家一致向校理事会举荐胡恒德博士，于1921年1月1日起聘任其为协和校长。

胡恒德博士向纽约方递交了行政管理委员会的提案，提案建议设医学教学委员会和行政委员会替代行政管理委员会，由行政委员会处理其他非教学事务。调整后的组织架构运作远优于之前所有组织形式。教职工非常支持将教学科研与业务财务分开处理。

医学教学常设委员会中最初有一个专门负责医院事务的委员会，但是很快大家就发现该常委会大部分业务与教学科研无关，因此便建议将其转至行政委员会。直到1927年，校理事会才批准单独成立医学教学委员会，此前它一直隶属于行政委员会。校理事会同时还成立了教授委员会，负责高级学术职务的任命，并为校长提供一般方针政策的建议。在此后十年，教授委员会、医学教学委员会、医院委员会和行政委员会四个部门共同管理协和校内事务。

师资队伍建设

1915年7月1日，CMB全面接管协和医学堂时，医学堂教务几乎完全由现有"医学堂教学人员"组成。在列19人负责教授解剖、化学、生物、生理学、病理学和细菌学、外科、内科、药物学、眼科、妇产科等专业。

1916年夏，麦克林博士从北京返回，他认为当务之急便是为医学预科学校招贤纳士，以便能在1917年秋季如期开学。不过，他也在考虑为医学院临床前教育招聘老师，同时增加临床医生，加强医院现有医师队伍。他首先推荐考德瑞博士（Dr. E. V. Cowdry）担任解剖学教授。1918年9月，考德瑞博士抵达北京。伯纳德·伊博恩博士（Bernard E. Read），他曾任协和医学堂临床前教育讲师，后被派往美国深造，攻读生理化学研究生课程，毕业后回到协和医学院任教。1932年他辞去药理学教授一职，担任在上海新组建的雷士德医学研究所（Lester Institute for Medical Research）生理科学组主任。协和医学堂中，五位临床医生不久便走马上任，入职新北京协和医学院。这五人——甘约翰博士（Dr. J. H. Korns）、乔斯力思·斯麦力博士（Dr. J. H. Smyly）和查尔斯·杨（杨怀德）博士（Dr. C.

W. Young）——在接下来的十年中继续在内科学系发光发热。

随后几年，教学人员数量不断增加，同时也更注重人才质量。截至1921年9月校理事会举行学校揭幕典礼时，医学教职工共57人，男女皆有。他们不仅专业精湛，能力超群，还怀着非凡的奉献精神，推动学校发展，并践行着学校宗旨。

麦吉尔大学生化系教授麦卡勒姆博士（Dr. A. B. MacCallum）和哈佛大学医学教授弗朗西斯·毕宝德博士（第一次中国医学考察团成员）这两位重量级贵宾也出席了揭幕典礼。他们随后作为客座教授在协和工作数月，校长称，"他们在协和任教期间作出了许多贡献，充当顾问，促进科学研究，还做了些实际工作"。两位巨匠是第一批协和客座教授。在随后的几年里，协和又迎来了一大批杰出的男女学者，出任协和各系客座教授，他们任教时间长短不一。此外，一些医学家和教师会在出差途中来访，在京期间，他们非常乐意到协和讲学，与教学人员交流切磋。这些客座教授和访问学者运用自身专业学识，加强了协和相关领域的实力，并推动其发展成长。他们在帮助消弭协和与外界科学界之间的隔阂方面，发挥了重要作用，并在回国后更好地向西方宣传协和的宗旨目标和办学规划。客座教授项目有助于协和引进人才、留下人才，并使其成为整个东方的科学焦点和活动热土。该项目也在最终安排进修生出国深造上起到了重要作用。

1922年，唐纳德·范·斯莱克博士（Dr. Donald D. Van Slyke）在该学年前三个月担任协和生理化学客座教授。他不仅负责教授为期六周的糖尿病代谢进修课程，还参与了系里其他教学活动，并与麦克林博士和吴宪博士（Dr. Wu Hsien）一起，解决了他那时口中"真正重大的难题"——吉布斯-唐南效应和（马）血液的完整列线图的研究。范斯莱克博士说这是"我参与过的最重要的贡献之一"，他将如此成绩归功于"两位同事高涨的工作热情"。麦克林博士回忆称在这个特定项目中的合作是他对医学研究最重要的贡献。

1922年在协和任教的客座教授还有维也纳眼科医生恩斯特·福赫斯博士（Dr. Ernst Fuchs）、哈佛大学药理学教授里德·哈恩特博士（Dr. Reid Hunt）、西北大学妇科荣休教授达德利博士（Dr. E. C. Dudley）。约翰·霍普金斯医学院的施瑞博士（Dr. Harry R. Slack）则在邓乐普博士（Dr. A. M. Dunlap）休假期间担任耳鼻喉科系主任。

岁月流逝，在北京这座经久不衰的城市中，协和这所充满活力的现代院校一直在寻找才德兼备的精英，以应对各种挑战。正是这些男男女女及他们的追随者，决定了协和的成败。

纽约－北京之间的关系

皮尔斯博士不仅集经验与智慧于一身，还是个勇气可嘉的践行者。他在北京委任了协和校长，重组了学校的行政架构，并在圆满完成了议程上这两个首要项目后，将关注点转向对纽约和北京之间整体行政情况的分析。

皮尔斯博士很快意识到，由于纽约这边参与处理协和事务的人太多太杂，管理缺乏连贯性。有时，在员工根本不清楚先前安排的情况下，施工计划甚至是政策便已发生改变，用他的话来说就是常常"一塌糊涂"，这使得当地管理十分费力，也常使校长与教职工的关系陷入困境。

他不断与学校各部门及其负责人接触探究，三个月后得出结论，要改善这种状况，必须做到以下两点：①学校行政部门需要被给予更大的自主权；②立即制定未来几年的预算。他指出，最初决定建医学院和医院时，没人想到学校建成必然要配备一所医学预科学校和护校、两个大型职工宿舍区以及一处能够服务师生、供水供电的后勤场所，而在美国，社区就可以提供这些校园服务和后勤保障。所需人手必然要比原计划多。人事任免和政策制定主要集中在纽约办事处，但纽约办事处并不真正清楚其中要处理的复杂利益。许多详细事项只能由北京转交给纽约做决定，不但浪费时间，还增加开支。

皮尔斯博士根据自身经验，义正词严地指出"学校管理所受掣肘过多，若在当地没有更大的自主权，执行校长又有何用。要不是我热爱这项事业，始终如一，想为洛克菲勒基金会排忧解难，我早在刚来一个月时就要求调到其他地方了"。

确定预算在皮尔斯心里也同样重要。学校能不能扩大自主权，能不能及早确定未来所需的全部资金，这两个问题对学校运转至关重要。校理事从一开始购买设备就肆意花钱，这一现象已经持续很长时间了。各部门负责人并未觉得要在预算内规划开支，相反，他们觉得可以随心所欲，让顾临代为直接向校理事会提拨款要求，满足自身所有需求。皮尔斯博士认为，任何部门成立一年后，其后续需求都应在年度预算范围内，并且应由北京协和医学院校长而非CMB驻华代表裁量决定。

皮尔斯博士还要求审查薪资，规定各级薪资涨幅，从而减轻各部门负责人和管理层的压力，同时也能更准确估算今后几年的全部预算。他认为，与医院和基础设施设备的开支相比，医学院、医学预科学校和护校实验室部门的成本就是"九牛一毛"。在他看来，节省前者开支才是要面对的"真正艰巨的任务"。这与最近实施的教管分离方针一致。

皮尔斯博士准备在北京召开会议，让各部门负责人认真考虑未来几年的预算限额并制定相应预算，同时，胡恒德博士在纽约与协和校理事会和CMB就相同事宜进行磋商，并将他在北京了解到的情况增添到皮尔斯博士的建议中。

1920年12月28日，为落实上述建议，校理事会采取以下措施：①临时组建的当地行政管理架构已在运作，现批准对其正式重组；②通过了一份备忘录，其中包含15项原则和政策，用以指导教学委员会和行政委员会制定规划项目、提交预算估算；③委任胡恒德博士自1921年1月1日起担任协和校长。胡恒德博士之前还担心，协和与基金会相距甚远，管理恐多有不便。但在前两项建议批准通过后，他打消了此前顾虑，并立即接受了任命。

校理事会备忘录中最后一点与项目规划和预算估算相关，提醒各位，"除了CMB本身提供的资金"，学校没有其他资金可以维持运转。洛克菲勒基金会作为一个"世界性组织，承载着全球性责任并享有广泛机遇"，因此，必须设定年度拨款限额，不再为超支部分提供资金。因为这一警告，胡恒德博士从北京带去的1921—1922年的预算估算被驳回，要求加以斟酌并予以缩减。

因此，胡恒德博士一回北京就立即投入工作中，解决学校发展所需基本开支，满足这群充满活力的教学人员的愿望和抱负；还要将由此产生的费用保持在校理事会和CMB可以接受和能够承担的范围内。

揭幕典礼

一些大楼仍未竣工，很多院系所需的设备还没有正常运转，首批医学生（1924届）即将接受临床教学，因而课程规划成了重中之重。将医院打造成既能有效教学又能服务社区的场所，是个全新的概念，公众尚不能接纳。医院员工众多，数量日益增加。大家来自世界各地，性格迥异，不得不学会在这个陌生的环境共同生活工作。所有这一切以及预算问题似乎让新校长和新领导班子感到棘手。然而，还有一项重任更是迫在眉睫——筹备1921年秋季的"正式揭幕典礼"。

早在1919年，人们就对此进行了初步讨论。随着时间推移，大家提出了各种建议，收集了大量信息，列出国外杰出医学家和科学家名单，邀请他们莅临，使揭幕典礼成为一场国际医学盛会，还探讨了是否可能在北京同期举办中国博医会会议。大家花费了大量的时间和精力处理这些工作及提案，来往信件不计其数。这些额外工作全堆积给员工，皮尔斯博士对此深感不安，毕竟医院刚开业，临床课程也才开始。他极力要求典礼仪式要尽量从简。不过，皮尔斯博士和胡恒德博士都由衷赞成于举办揭幕典礼之际在北京召开协和理事会会议，希望校理事会能在现场了解协和的问题和需求，使其对建立协和这项事业的认识更有利于协和日后的发展。

1921年的春夏悄然过去。校理事会在纽约尽量推迟处理烦琐问题，与此同时，管理层则在收集整理各类待议事项，为9月在北京召开为期一周的校理事会会议做准备。其中一项便是重新审议1921—1922年的运营预算。该提案此前被打回北京修改，要求下调预算。为帮助预算委员会完成这项艰巨的任务，校理事会兼CMB秘书埃德温·恩卜瑞接到指令，于7月抵京，确保大幅削减预算。由于他坚持大幅削减，麦克林博士又开始担忧——是否会退而求其次，而不是按创始之初所设想的那样，建立一所一流院校。恩卜瑞发现此举受到皮尔斯博士、胡恒德博士和教学人员的强烈反对。

在北京，尽管预算之争仍在继续，第一批男患者还是于6月24日从旧医院搬进了新医院病房。一周后，几名女患者被安置到K号楼（今11号楼——译注）。各病房和楼栋依次竣工，施工队逐渐离开，设备陆续入场，员工随后入驻，他们一直焦急地盼望这一天的到来。9月初，当校理事和其他贵宾陆续抵达时，他们发现学校朝气蓬勃——教职工积极活跃，莘莘学子求知若渴，一派欣欣向荣的景象。

"北京协和医学院校舍揭幕典礼"将于9月15日至22日期间举行，嘉宾受邀出席为期一周的活动。当时在此地的八位校理事亲自负责对这所学校进行了一手研究，还召开了为期一周的会议并参加其中各项议程，而在此之前，会议自1921年4月13日起一直处于休会状态。对他们来说，这些可比正式的仪式、演讲和科学会议更为重要。从9月13日上午10:15会议开始，至9月21日中午12:30会议结束，除周日外，他们每天都召开了会议，共计12场，总共36个小时，前四天上午和下午都有会议。胡恒德博士、顾临和皮尔斯博士全程参加了校理事会会议。其他教职工和行政人员也不时被召去了解情况、征询意见。除了需要采取行动的具体事项外，会议还深入讨论了学校课程项目和面临的各类难题。皮尔斯博士建议给当地管理层更多自主权，大家表示赞同，并批准通过。会议期间，校理事会花了整整四天讨论当下和未来的预算问题，与各院系负责人就各自部门预算逐项研究。讨论结束后，校理事会批准了1921—1922年的预算，金额与1920年12月最初申请的数额相同（1,065,000墨西哥鹰洋*）。随后，在场的CMB和洛克菲勒基金会的管理层和成员承诺，将分别向各自的基金会建议与申请资金，以覆盖1922—1923年和1923—1924年的预算，申请金额为120万墨西哥鹰洋。

对于皮尔斯博士、胡恒德博士和顾临以及其他支持者来说，这是一次重大胜利，因为他们都坚持按照创建者当初设定的高标准维持学校运转。对协和来说，这次请这些校理事来访考察是非常值得的。

然而，对于恩卜瑞来说，这是一次失败。他一直忠心耿耿，执行大幅削减预算这一艰巨使命。如果他对该院校和揭幕典礼没多少热情，那也不足为奇。然而恰恰相反，他在1921年10月26日《洛克菲勒基金会公报》上发表了一篇小文，描述了落成典礼的一些场景。当时编辑收到了很多从北京发来的文章，其中当以这篇最为生动形象，让人拍案叫绝。现摘录如下：

初秋的北京美不胜收。胡同不似往日那般尘土飞扬，让人喘不上气。大街小巷，街头巷尾，小店开门挂幌，迷人如画。摊贩沿街叫卖声与乞丐的行乞声交织错落，却分外和谐。出殡队伍披麻戴孝，迎亲队伍身着华服，惹人注目。天朗气清，远眺西山，山青如黛。眼前景山上缀亭台数个，繁复精美。内城城门雄伟壮丽，皇城宫瓦金碧辉煌。豫王府碧瓦飞甍，亦光彩夺目，而新医学院和医院便坐落于此。

---

*洛克菲勒基金会拨付的资金是以美元（黄金）计算，而在北京的开支必须以中国货币结算。除了汇率问题外，让人疑惑的还有法定货币。多年以来，有多种不同货币相继成为法定货币。Mex指的是一种以墨西哥和西班牙货币含银量为基础的银币，曾在十九世纪末和二十世纪初在远东流通。后续章节出现的中国货币符号有LC（当地货币）；CS（中国银圆）；FRB（联银券）；CNC（"中华民国"货币）；GY（金圆券）；JMP（人民币）。

金秋时节分外迷人，科学家和各代表齐聚此地，纷纷前来参观协和，见证协和揭幕典礼。他们来自日本、英格兰、苏格兰和爱尔兰、爪哇、朝鲜和菲律宾、加拿大和法国、美国以及中国各个重要省份。

9月19日，这群嘉宾贵客组成学术队伍参加学术游行，与周遭环境形成鲜明对比。东西方科学家们身着西式学士袍，在气势雄伟的碧瓦悬檐下缓缓行进。他们途经现代化的实验室和古老的送水车，穿过一排排西医学生，又路过一群群好奇的苦力和随处可见的乞丐。街头工匠的叫卖声与新管风琴奏出的进行曲交织相融。当队伍缓缓走进美丽的宫殿内，才发现它其实是一座现代化的礼堂。

正当理事们就预算和政策问题争论不休之际，一场医学会议正在如火如荼地进行。会议日程排得满满当当，众多大名鼎鼎的科学家纷纷发表讲话，大家趁此难得的机会，与他们见面并聆听他们的演讲。

揭幕典礼上，胡恒德博士正式就任协和校长一职，洛克菲勒二世发表了主题演讲，将本周活动气氛推向高潮。演讲结尾颇具预示性，并被引用作为本书序言。内容如下：

显然，除非中国人自己管理医学，并使之融入国民生活，否则无论西方医学能提供什么，对其国民都无济于事。因此，我们必须期待终有一日，大多数教学岗位（即便并非全部）将由中国人担任；校理事会将有杰出中国人的席位；学校所需的经费，不仅像现在这样来源于所缴学费及创始机构资助的拨款，而是和世界其他国家类似级别的医学院校一样，由中国人民捐赠，政府提供补贴。让我们同心协力，在中国建立起世界上最好的科学医学，为实现这一目标而努力奋斗。

接下来的几周里，虽然多数来宾陆续离开，只有一两位来宾留在学校作了一些特别讲座，但所有师生职工都已准备就绪，安心投入工作中，追逐自己梦想的事业。

揭幕典礼后，首期《中华医学杂志》刊登了下面这封匿名信，其内容感人至深：

致《中华医学杂志》编辑：

这个时代充满猜忌。谁要想说点什么，都会被怀疑别有用心，觉得此人定有所图。或许甚至会有人怀疑这封匿名信一定出于某种目的。的确，我有自己的考量，但并非出于那种不可告人的目的。我银行里恰好有些工资积蓄，但是却没想好把这部分钱花到哪。这也是我不想署名的原因之一。教会同事可能会建议把这笔钱也"共产"了。另一个原因是，我不希望读者中有人怀疑，这篇致敬的文章只是为日后所作。我们没有机会在北京向他们说"谢谢"，所以我想借这一期刊来道谢。

此致
敬礼！

我已缴纳中华博医会的会费。

⋯⋯⋯⋯⋯⋯⋯⋯⋯⋯⋯⋯⋯⋯

另：我还自己支付了往返路费和在北京的食宿费用。这下大家可以放心了吗？

来北京参加北京协和医学院揭幕典礼，我印象最深的并不是学校的硬件设施。我刚来中国就被派往偏远地区，因此对现代医学院和大型医院的严格要求所知甚少。那些比我更了解情况，更懂艺术建筑的人，一段时间内，可能很难抑制自己的热情。无知拯救了我。我发现每栋楼都很宽敞，每个人在楼里似乎都有足够的空间来工作。校舍是如此干净整洁，采光良好，坚固耐用。每天在这些楼栋里进进出出，都让我仿佛脚下生风，充满干劲。尽管校舍很宏伟，但并非让我印象最深。

我印象最深的是我在协和遇到的人，他们的精神面貌。和许多人一样，我与顾临和胡恒德博士已相识多年了。他们还是和记忆中一样才华横溢、思维清晰。对于我来讲，他们已没什么新鲜感。我关注的是新来的人——刚从国内来的教学人员、CMB理事会成员，特别是洛克菲勒二世本人。在不打扰他们的情况下，我主动去见了他们。他们都很平易近人，要见他们不难。我还尽可能参加每一次会议，听听他们说些什么。一天下来累得要死，但心里很开心。说开心，是因为我相信这些人和我一样，都是真心实意想为中国服务的。我来北京前，偶尔会听到一些关于协和的言论，令人不安，比如说协和与中国目前医学教育需求不完全相符。我只希望那些仍然心绪不宁、焦虑不安的人好好读一读洛克菲勒二世、文森特博士、顾临、胡恒德博士和其他人在揭幕典礼那周的演讲报告。我自觉不是个感性的人，但他们每个人所展现的高尚精神，深深触动了我心中柔软的地方。这群伟大的人正在推动医学教育取得新进展。

我了解到，由于战争，他们工期延误，还遇到建造成本等方面的困难挑战。他们在人事任命上非常谨慎。我想加入他们，还想向在我停留期间遇到的一些人表示敬意，他们卓尔不凡，我心甘情愿追随他们。当然，他们制定了很高的标准，领先中国目前任何一所院校，但我们应当达到的标准要比这更高。如果他们放低要求，我在这短暂停留期间，只能将自己这个学医的生锈大脑中的铁锈磨掉三成，而非九成或全部。有一点，无论什么时候，我都希望有机会参加他们的毕业后课程。对我来说，如果能在中国这块磨刀石上把我这把钝斧磨得更锋利，那可就太好了。不像以前，每次出国进修，都不过是把大量精力耗费在演讲和处理杂事上。据我所知，他们已经做好充分的准备，给那些不好好工作的传教士打"不及格"了。这才是我想去的地方！

揭幕典礼上只有一个缺陷显露出来，并且随着时间推移变得愈发严重。典礼周即将结束时，我们中的一些人一起讨论了这个问题，但大家似乎都无能为力。讲话发言的都是洛克菲勒基金会的人。当然，CMB领导和贵宾们发表的讲话都比我们这些来自中国偏远地区的人讲得到位，但如此下去，真的成了一种痛苦的经历。我十几次都想在会议上直接站起来，大声喊出心里话："我们很高兴你们能来！"我们从来没有机会能公开表达我们的谢意。应该有人自发地说出来，因为这种感觉是真实的，而且在中国代表中很普遍。现在，若你们不介意我这么说的话，请让我以满腔的情感表达感谢，感谢洛克菲勒二世与其同仁们在这项事业中取得的成就，整项事业于中国、于世界都将是一大幸事。

北京协和医学院经更名、扩建、壮大，举办了隆重的揭幕典礼。或许用这种方式对比，反差太大，因而表述不当，但太平洋两岸的同仁共同牺牲小我，才促成并共襄此次绝佳的揭幕典礼。对于我们这些在中国的人来说，要放下工作这么长时间，还要出差，实属不易。但是，洛克菲勒先生、美国医学会候任主席以及其他国家的贵宾千里迢迢来到中国，更是辛苦。去过北京之后，我今后再也不会轻易满足于那些低标准和粗糙马虎的工作了。

愿本校创始者的最高期望能在未来岁月中得以实现。在实现这一目标的过程中，我们每个人都可以通过理解和支持，尽一份微薄但至关重要的力量。

第三章

发展壮大

1922—1936

　　学校落成后的几年间，时局动荡，军事动乱频发。十九世纪二十年代国共第一次合作，联俄容共；1925年3月12日，孙中山于北京逝世*；1925年7月1日，第一届"国民政府"在广州宣告成立；1926年夏，蒋介石发动了历史上著名的北伐战争。北伐虽势如破竹却逐渐失控，国民革命军获胜后，"外国人"和中国人一样被针对，可谓风雨如晦。人们担忧若国民党上台统治，中国会是何种局面。1911年来，军阀混战，社会动荡，人民早已苦不堪言。要是国民党上台，会不会更糟？ 1927—1928年大部分时间，国民党内部左派和右派在国民革命期间存在严重分歧，国民政府主席汪精卫与北伐军司令蒋介石分别据武汉与南京自立国民政府，史称"宁汉分裂"。1927年11月，宁汉合流后，南京国民政府驱逐苏联领事和商业代表，并发动了二次北伐。经历多年军阀混战、派系斗争后，1928年6月，国民革命军攻克北京，南京国民政府改北京为北平（取"北方和平"或"北方安定平宁"之意），并迁都南京。同年10月10日，蒋介石就任南京国民政府主席。

　　时局动荡，协和情况如何呢？ 医院和门诊部人满为患，迫切需要扩展服务空间——这无疑令人欣慰，表明了北京民众对协和临床标准的认可。

---

*孙中山生前最后一次生病时住在北京协和医院，临终前几天被接回家中。病逝后，在协和东单三条礼堂举行了基督教葬礼。然后，遗体一直存放在西山的碧云寺，直至1929年迁往南京紫金山陵墓。

1924年6月，协和医学院首届学生毕业，共三名医生，一名护士。同时学生人数和质量也在稳步提升。尽管大多数协和学生都专注学习，没有参加政治运动（这种情况在1970年非常罕见），但北京其他院校的学生运动导致学年计划被打乱，学年在原定于6月的考试前突然中止，考试推迟至秋季。教职工和管理层庆幸没有发生更严重的事态。

学校也优化了师资力量，有意增加中国教师人数，相应减少了外籍教师。师资队伍在很多方面都很活跃。早年课程设置过于严苛，学校经过实践研究对其进行了调整。开办毕业医师强化班，同时展开了种类繁多的研究，其中包括步达生博士（Dr. Davidson Black）著名的"北京人"考古工作，伯纳德·伊博恩博士（Dr. B. E. Read）、卡尔·施密特博士（Dr. Carl Schmidt）和陈克恢博士（Dr. K. K. Chen）对中药麻黄进行的研究。该研究诞生于对中国药典的系列研究过程。他们成功分离出了麻黄碱，此后该药物一直被西方的耳鼻喉科医师广泛使用，现多用于合成制品中。1924—1925年胡恒德休假期间，洛克菲勒基金会医学教育委员会副主任卡特博士在北京任执行校长。

兰安生（John B. Grant）从洛克菲勒基金会国际卫生部被借调至北京协和医学院，执教多年。1925年9月，他积极促成了北京市政府单位在北京协和医学院附近建立"第一卫生事务所"，并将其作为社区卫生服务的示范中心。这一举措为协和医学院的学生们提供了公共卫生实习的基地，类似于医院中的临床实习。公共卫生教学与实践相结合的重要性现在已得到广泛认可，而北京第一卫生事务所所采用的公共卫生教学模式，不仅在中国开了先河，也与当时欧美多数医学院的做法截然不同。后来中国其他医学院也效仿这一创新模式。1929年国民政府建立卫生部时，亦将设立社区医疗卫生所纳入计划之中。卫生部次长在一篇关于新建卫生部的文章中写道，北京的卫生示范所在推动中国近来公共卫生事业发展上，有着"不世之功"。此外，卫生部也从第一卫生事务所招募了许多人才，为部里的新项目提供支持。

第一卫生事务所的建立对护士也同样重要。学校要求学生必须参加实习，医院病房和诊所则提供了充足的实践机会，而此前医院患者日常护理都是在职护士负责，实习护士无法进行实操。该理念在当时非常先进，美国很多顶尖医院起初都无法接受。而现在，可以借助这一开创性的实践领域，将这种教育方法扩展到公共卫生护理中。

同时，沃安娜和她的同事们共同制定了招生和学业方面的高标准，她们向越来越多聪颖的中国年轻女性证明护理这一专业能够带来满足感。1923年4月，纽约州的大学托事部批准了校理事会的学校注册申请，"护士培训学校"（Training School for Nurses）更名为"护士学校"（School of Nursing）（现北京协和医学院护理学院，后简称为"护校"——译注），这表明现代护理专业教育的理念得到了认可。次年，校理事会再次聘任沃安娜为护理部主任时，在她的头衔中增加了护校校长一职，进一步强化护校的专业地位。尽管沃安娜婉拒了此聘任，但是当她离开北京时，已为护校作出了明智的决策并打下了坚实的基础。

盈路德（Ruth Ingram）接任护理部主任兼护校校长一职。她不仅拥有卓越的专业素养和管理才能，更因生于中国而精通汉语，对中国文化及人民有着深刻的理解。在那个政治动荡、炮火连天的年代，她这样的背景和能力显得尤为珍贵，不可或缺。1929年，盈路德返回美国，工作事务由护校教师埃尔玛·泰勒（Erma B. Taylor）暂为代理。1930年11月，胡智敏（Gertrude E. Hodgman）在美国当时护理教育领军人物玛丽·比尔德（Mary Beard）和安妮·沃伯顿·古德瑞奇（Annie W. Goodrich）的推荐下来到北京，成了第三任护校校长。

CMB法人化及获得的注资

与此同时，纽约发生的事情极大地影响了协和及其未来发展。洛克菲勒基金会自成立后十年间多元发展、迅速壮大，并于1924年决定审查自身的政策规定和组织架构，尤其关注基金会和受其资助的普通教育委员会、国际教育委员会和劳拉·斯贝尔曼·洛克菲勒纪念基金会（Laura Spelman Rockefeller Memorial）。CMB作为洛克菲勒基金会的特设机构亦在审查范围之内。

约翰·艾加尔（John G. Agar）、雷蒙德·福斯迪克和西蒙·弗莱克斯纳博士共同组建了委员会，负责这项艰巨的任务。三人都很熟悉CMB和北京协和医学院的情况，因而能够胜任这项工作。艾加尔和福斯迪克曾是CMB及其执委会的成员，而弗莱克斯纳博士在1915年参加了第二次中国医学考察团的行动，还是CMB和协和校理事会的"创始成员"，目前担任协和校理事会执委会成员。1926年11月，他们首先建议：解散目前的CMB，不再作为洛克菲勒基金会的专门机构，并将其职能转移到洛克菲勒基金会的医学教育部，其位于北京的财产最终交由协和医学院；成立一个新的美国法人实体（the CMB Inc.，后简称为 CMB——译注），由洛克菲勒基金会为其提供足够的资金支持，产生必要的收入，从而使洛克菲勒基金会不再负责协和相关的维持费用。这个影响深远的建议于1926年11月被提出。1927年2月23日，洛克菲勒基金会理事会采纳了这一建议。1927年4月1日，CMB的职能移交给洛克菲勒基金会医学教育部，时任部门主任是理查德·皮尔斯博士。之后的十八个月里，所有协和相关事务，诸如任免和预算，都记录在洛克菲勒基金会理事会定期会议的记录中。

1928年5月23日，洛克菲勒基金会理事会采取了一系列重大行动，影响了基金会和其下属机构的组织架构。其中一项也是协和在洛克菲勒基金会和中国的朋友一直翘首以盼的：一旦CMB在法律上注册成功，洛克菲勒基金会便向其注资1,200万美元，首先用于支持北京协和医学院发展，其次是远东和美国的类似机构（现在看来，第二条"特例"条款可谓是明智之举，自1951年以来，CMB在这些地区开展了广泛的项目工作）。洛克菲勒基金会意识到1,200万美元带来的收入不足以覆盖协和预算，因此还承诺在1928—1933年五年间持续拨款补助，逐年递减，总计额外提供150万美元的资金支持，并在这五年后再对情况进行评估。

正如本章开头所说，中国当时时局动荡，而这些讨论和行动的初衷就是为了让CMB能够独立运作、稳步发展。令人钦佩的是，创始人团队没有被现实击败，没有想放弃中国项目，及时止损而另寻更稳定的地方开展项目。相反，他们用无与伦比的信念，践行自己对"在中华大地上，永久地建立起世界上最好的医学科学"这一目标的承诺。1928年11月9日，作为捐赠，他们将1,200万美元交给了CMB。

人事变动

在纽约召开的重要讨论和采取的行动在北京以各种形式反映出来。1928年初，协和领导人事变动，虽不是纽约本部直接作用的结果，但两者之间肯定存在关联。

胡恒德博士一直计划着：等协和步入正轨，他便返回美国寻求发展，以解决家庭长期分离以及由此产生的对五个孩子的教育问题。1927年夏，爱荷华州立大学医学院想让他担任院长一职，他觉得可以认真考虑此事。因为他相信协和在专业教育和学校管理方面已经打下了坚实的基础，而且洛克菲勒基金会正在纽约筹划CMB成为独立公司，并为其提供资金支持，这样也能保障协和未来的发展。胡恒德博士经过慎重考虑后，又迅速去爱荷华州和纽约开了会，后返回北京，递交了辞呈。从1928年1月31日开始，胡恒德不再担任校长一职。

1927—1928年期间，协和校理事会新设立副校长一职，并期望这一职位能由中国人担任，以更好地适应和符合中国的教育规定。同时由于湖南省政治动荡，战火纷飞，湘雅医学院暂时停办，于是校理事会聘请原湘雅医学院校长颜福庆博士暂任协和副校长一职。由于颜福庆博士还是希望回到湘雅，他在协和任期不长，因此必须尽早任命新领导，接任颜福庆博士和胡恒德博士的工作。校长和副校长的候选人推荐工作由教授委员会负责，他们一致推荐外科教授刘瑞恒博士任副校长兼医院院长；顾临担任执行校长，并于1928年1月1日上任。1927年12月28日，胡恒德博士和家人一起离开北京，他在此地的十一年半里，为洛克菲勒基金会、CMB和北京协和医学院勤耕不辍，期间担任北京协和医学院校长长达七年。

不出所料，顾临接任顺利。多年来，他一直和胡恒德博士保持密切合作，因而两人在必要之时都能轻松担负起对方的手头工作。实际上，若仅查阅文件和官方记录，很难分辨他们二人中何人在何时主持CMB或是北京协和医学院的工作。实际上，他们都完全投身于协和的发展，随时准备迎接任何工作安排。

在教育部注册和校理事会重组

1928年1月1日，顾临担任协和执行校长，协和正在稳步发展。顾临全身心投入工作中，处理教职工、学生、学术、科研工作和医疗服务的常见问题，同时为协和在当地的基本架构重组奠定了基础。而协和架构重组也是上文洛克菲勒基金会和CMB重大变革的必然结果。

顾临同时是洛克菲勒基金会远东地区副会长，所以能一直跟进纽约的情况进展。他在教育领域和政府部门人脉甚广，结识一些中西方领导，因此能够洞察到中国正在发生的重大变革。所以1928年6月国民党攻克北京时，他预料到南京国民政府将对中国实行有效控制，并为此做好了准备。教育部确实已经颁布了首部影响高等教育机构的法规，要求校长或院长以及校理事会的大多数成员都应该是中国人。

与此同时，纽约州的大学托事部应北京协和医学院理事会要求修订了临时章程，使协和理事会能够保持其长久独立属性，这样便能在国民政府法规要求或需要进行有序改组时，提供机制保障。

1929年初，顾临听取CMB的建议，前往纽约参加CMB和协和校理事会的春季会议。出发前，顾临就所有相关问题与教授委员会和南京国民政府教育部长进行了广泛磋商。他还转达了教授们的建议：若校理事会决定根据教育部新规注册学校，则聘刘瑞恒博士担任校长，顾临任副校长。教育部同意刘瑞恒博士任校长一职，顾临对此也很赞成。刘瑞恒博士从1928年起一直在南京担任南京国民政府卫生部部长，校长具体的工作安排取决于他是回京赴任还是继续留在南京。顾临确信定能有个满意的结果。他本人也很愿意在刘瑞恒博士手下做副校长。

1929年4月10日，协和校理事会年会在纽约召开。会前，每位理事都收到了一份翔实且内容丰富的备忘录，涵盖针对可能采取的四种行动方案的支持理由及反对意见。只有两位理事未出席此次会议。大家在晨会上讨论了常规事务——报告与预算，午餐后则根据议程安排，讨论了"学校注册及中国政府要求"。会议纪要中没有说明会议时长，但会议决定"依照中国政府要求，校理事会应当更换现有校理事会成员"。随后，各理事相继正式递交辞呈，并对继任者进行投票表决。会议记录接下来的五页内容虽然严肃官方，但仍让人感受到当时戏剧性的情景。会议刚开始时，13位理事里只有一个中国人；会后则又有五位中国人当选理事。原理事中有一人未能在4月会议上及时递交辞呈，故1929年7月5日，新校理事会首次会议在北京召开，会上通过了这份迟到的辞呈，并选举了一名中国理事接任。至此，中国人已在校理事会中占多数席位。

当选的中国理事都是声名显赫的人物：施肇基博士、张伯苓博士、伍朝枢博士、刘瑞恒博士、胡适博士、周诒春博士、翁文灏博士。他们接替了托马斯·柯克兰博士（Dr. Thomas Cochrane)、西蒙·弗莱克斯纳博士、弗兰克·诺斯博士（Dr. Frank Mason North）、洛克菲勒二世、威尔博士（Dr. H. H. Weir）和韦尔奇博士。此前这些外国理事都在协和的创立和发展中发挥了重要作用，而如今，按照计划，他们将协和交由中国人管理。

新校理事会的多数理事在中国居住，这意味着今后会议必然在中国召开。在北京新校理事会首次召开会议并拥有自行决策权前，为确保机构正常运作，将顾临临时任命为理事长；张伯苓博士为副理事长；刘瑞恒博士任校长；顾临任副校长。目前秘书和财务主管办公室仍设在纽约。这样一来，在校理事会和CMB建立新关系的过渡时期，学校依旧可以受益于秘书艾格莱斯顿（Eggleston）和财务主管迈尔斯（Myers）的出谋划策。他们都已任职多年，经验丰富。

1929年7月5日，新校理事会首次会议在北京召开，新理事正式履职。顾临致信皮尔斯博士，汇报会议情况，称"对新校理事会很满意"，并相信它能和上一届校理事会一样高效履行职责。"理事们对相关话题兴趣浓厚，很快就能熟悉情况，帮助校领导更好地处理本地问题。"会议决定，周诒春博士当选为理事长，张伯苓博士连任副理事长，艾格莱斯顿和迈尔斯仍在纽约分别担任秘书和财务主管，阿尔伯塔·沃辛顿（Alberta Worthington）任助理秘书，在北京负责必要的秘书工作。设立校理事会执委会，常驻华北地区，负责处理校理事会全体会议闭会期间的事务。刘瑞恒博士[*]和顾临的职位被再次确认。校领导接到指示，立即采取行动，以确保学校在教育部完成注册。会议还通过了符合政府规定的校理事会章程和细则，并建议在美国成立咨询委员会，由前任理事詹姆斯·伯登博士（Dr. James L. Barton）、亚瑟·布朗博士（Dr. Arthur J. Brown）、西蒙·弗莱克斯纳博士、保罗·孟罗博士、洛克菲勒二世、乔治·文森特和理查德·皮尔斯博士担任委员。新校理事会对该建议表示热烈支持，并感谢上届校理事会对协和的付出。新校理事会自此正式履职！

针对理事们的教育培训也在迅速展开。执委会陆续于7月23日、8月22日、10月11日、11月27日和12月30日召开会议，表明了对顾临来说能随时向理事们咨询请教有多重要。艾格莱斯顿凭借自身长期积累的经验，密切关注从北京发来的议程和会议记录，并帮助处理；提前通知顾临和助理秘书纽约的会议安排，以便他们协调北京的会议时间；提醒严格按照管理章程细则的规定行使自身权力；同时继续负责和有望加入协和的人沟通联系；为休假员工及其家属安排行程；帮助在异国他乡，受进修资助的学生和学者解决大小问题。她为协和提供的服务不胜枚举。

教育部只在学校开学后才会派人去学校视察工作，因此要等到9月才能提交注册申请。然而，秋季学期还没开学，顾临失望地得知，教育部颁布了新规，要求中国人要占校理事会总人数的三分之二。这可不是什么"小变动"，不像之前只要授权执委会进行处理即可，现在需要整个校理事

---

[*]刘瑞恒同意接受校长一职，但要谅解他继续请假，因他同时出任南京国民卫生署署长。

会共同修改1929年7月5日通过的校理事会章程。该章程根据政府最初要求，规定只需校理事会里中国人占多数。此外，顾临接到通知，根据新规要求，他们必须修改细则，明确学校高层领导的任命将由校长负责，而非校理事会决定。

顾临同校理事会理事长周诒春博士讨论了这些新规要求。一方面，周诒春博士表示不愿再以校理事会外籍理事辞职为代价，提高中国理事占比人数。另一方面，要想扩大校理事会规模，还得花很长时间修改此前纽约州的大学托事部修订的临时章程。而此时此刻，学校注册事关协和存续，为了让毕业生得到认可，注册不应拖延太长时间。

他们和能联系上的理事都进行了磋商，又给远在美国的皮尔斯博士、文森特还有顾问委员会致信讨论，并在得到校理事会里两位德高望重的理事的理解同意后，决定分两步进行：①保罗·孟罗博士和郝金斯（F. H. Hawkins）辞掉理事一职，由两位中国人接替，以尽早满足中国人在校理事会占三分之二的注册要求；②尽早向纽约州的大学托事部申请修订临时章程，将校理事会理事人数从13人增加至25人以内。这样一来，孟罗博士和郝金斯就能重新当选理事，其余新增理事由中国人担任，仍然能满足中国理事人数占总数三分之二的规定。

1930年2月8日，校理事会特别会议在上海召开。会议批准了以上措施，并按要求修订了章程和细则。由于当时北京更名为北平，校理事会同时请求纽约州的大学托事部将学校更名为"北平协和医学院"。颜惠庆博士和金叔初新当选为中国校理事，他们和前任校理事一样，水平很高。1930年5月21日，教育部批准了协和的学校注册申请。

预算和汇率

顾临一直积极参与纽约方面关于CMB法人化和获得注资的前期讨论，所以他很清楚该变化会从两个方面影响协和预算：①美国CMB成立后至1933年6月这五年间，洛克菲勒基金会每年的拨款和额外资助能为协和提供充足的资金，学校将具备非同一般、引人羡慕的充足资金；②洛克菲勒基金会也明确声明，这五年期间，除了上述资金外，"无论何种情况，洛克菲勒基金会都不会额外再为美国CMB和北京协和医学院提供任何拨款"，因此短期内根本不可能扩展已有项目，也无法开展新项目。

不管项目有多严峻，多急需用钱，洛克菲勒基金会说到做到，不会再多出一分钱。要说服系主任明白这一点绝非易事。比如当时图书馆空间严重不足，阅览室最多只能同时容纳六个人！图书馆一开始就配备了相当丰富的期刊收藏，用于购买订阅最新书刊的预算也相当可观。但对于所有想最大限度发挥图书馆作用的人来说，图书馆空间有限仍是个亟待解决的问题。

随着学校发展，这个问题也愈发严重。大家都认为，最理想的情况是新建一座图书馆，若不可行，可以把以前的护士宿舍劳拉·斯贝尔曼楼（Laura Spelman House）改建为图书馆，因为多数护士现在都住在新建的更大的哲公楼（Oliver Jones Hall）里。一些教授认为，尽管洛克菲勒基金会有规定，但是修建新楼这个理由正当充分，而且要保留劳拉·斯贝尔曼楼日后用于医院拓展。于是顾临（他本人其实也希望既有新图书馆，又能有个更大的医院）得跟教授们强调洛克菲勒基金会当时明确说了不会再额外向学校提供资金支持，还提醒他们增加医院床位势必会增加运营成本，学校预算有限无法满足这样的需求。最终，教授们同意"暂时"把图书馆搬到劳拉·斯贝尔曼楼，但他们明确表示专门设计新建一栋足够大的图书馆是学校必要的设施建设，并敦促尽快向洛克菲勒基金会申请必要的建设资金。结果证明，改造后的劳拉·斯贝尔曼楼非常适合作图书馆，因此教授们再也没有提过盖新楼的事。

顾临小心翼翼，坚守底线，除了洛克菲勒基金会已经承诺的五年期资助之外，不再向其申请额外拨款，但是这不代表他认同维持现状。恰恰相反，学校获得的补充资金在逐年减少，而一个院校要想健康发展，就必须要有资金支持，因此他越来越关心如何保证学校的正常发展。他和其他行政人员以身作则，能省则省，想办法提高当地医院收入水平，还制定了长期规划，大幅减少外籍员工，雇佣中国员工，并以当地货币标准支付工资。

尽管教学人员要求增加预算的压力不可避免，但通过上述举措，学校将1930—1931年度净额预算控制在170万墨西哥鹰洋，按照当时2∶1的常用汇率，相当于85万美元。洛克菲勒基金会注资中所得的有保障的收入加上其当年给的补充资金能够覆盖CMB的这笔预算。顾临为此感到自豪，因为他们在预算范围内开展了更多的活动，而且与去年相比，预算只增加了不到5,000墨西哥鹰洋。

1930年2月16日，理查德·皮尔斯博士逝世。直到同年4月17日，美国CMB才召开会议。会议审议了协和校理事会提出的满足上述预算的拨款请求。1929年10月29日，美国股市崩盘。虽然CMB的收益没有直接受到这场股灾的影响，但当时的金融危机无疑让CMB仅剩的三位理事在审议预算申请时更为谨慎。他们认为（实际上是错误的）洛克菲勒基金会给予的资金支持逐年减少，因此协和的预算也应该逐年递减。记录完毕后，他们将1930—1931年度预算退回协和进行修改，要求总额不得超过1929—1930年度的预算。然而理事会也不是完全不近人情，他们表示，若理由充分，未来可以重新考虑，同时还拨出相当于1929—1930年度预算一半的款项用于支付协和上半年的运作开销。此次会议还选举了文森特和洛克菲勒三世填补CMB理事会的空缺，洛克菲勒三世还当选为CMB秘书，这对协和非常重要。

皮尔斯博士生前对协和的发展和预算细节了如指掌，倘若他还健在并参加这次会议，就能让这些谨慎的理事放心：预算中没有不合理的铺张浪费，只是为了提高协和的运转效率而细致、节俭地使用现有资源。然而，这些CMB理事们没想到，他们的行为对协和校理事会和执行校长的工作造成了严重的困扰，而当时执行校长才接手协和的管理工作不久。

顾临接到电报得知CMB的举措时，他不仅仅是吃惊，用他自己的话来说是"失望至极"。当时还没有横跨太平洋的邮件空运服务，5月中旬前是不可能收到解释信的。因此，他立即发了一封电报，向福斯迪克提出强烈抗议。在CMB的独立和洛克菲勒基金会制定额外资助方案的过程中，福斯迪克发挥了主要的推动作用。而当时，福斯迪克已动身前往欧洲，顾临发的电报被转交给理事会中最熟悉协和事务的文森特。随后，顾临、文森特、洛克菲勒三世和艾格莱斯顿通过电报和信函进行了深入讨论。1930年6月12日，福斯迪克回国后会见了文森特和洛克菲勒三世，并根据顾临提出的异议和解释，重新考虑了CMB的预算决定。顾临的说法显然更具说服力。他们修改了4月的预算决定，并全额拨付了协和之前申请的85万美元预算。此外，他们还同意今后协和的年度运营预算结余将成为协和校理事会管辖的财产，用于学校的运转。

顾临阐明了自身的观点立场，该观点对于建设一个负责任的校理事会来说，意义重大。但从来往信函和会议记录中的正式措辞能看出：把CMB独立出去并给予资助未能完全解决早期问题，反而还产生了新的紧张局势和压力，带来误解和冲突，日益困扰着纽约和北京之间的关系。

作为外行，顾临没有医学方面的经验，所以经常向教授委员会和个别教学人员请教，征求对政策的建议和意见，在学院朝着优质教育目标稳步迈进的过程中，他获得了宝贵的支持。尽管面临中国政府向校方施加压力，要求扩大办学规模的挑战，他仍旧积极应对，不断设法满足各部门在人员配备和设备设施上的需求。他也为了预算问题劳心伤神。汇率之前长期保持在1美元（黄金）可兑换2元当地银圆（墨西哥鹰洋），但到1929年春，汇率开始下滑。顾临深入研究了这一情况会带来的影响。一开始汇率跌到了1∶2.40，到1930年初时接近1∶3；而到1930年6月中旬，当汇率接近1∶4时，几乎引发了恐慌。

学校预算还按照墨西哥鹰洋1∶2的汇率结算愈发不切实际。因此1930年春，校理事会不得不批准外籍员工薪资以金元结算，让其自行换汇。但对于中国员工来说，虽然薪资按照中国员工标准发放，但随着生活成本不断上涨，他们领到的墨西哥鹰洋薪资也日渐入不敷出，这对他们很不公平。起初，审计同意使用洛克菲勒基金会主计长设立的核算体系，按1∶2常用汇率把美元换成墨西哥鹰洋，但在现在形势下，他们开始质疑该体系是否合理。

虽然问题逐渐累积，但好在校理事们近在咫尺，能随时与之进行正式或非正式的磋商，这给学校领导提供了巨大帮助。他们对生活成本的上涨感同身受，因此随时愿意对薪金等级重新研究。他们认识到现有预算和核算程序是不切实际的，于是向顾临、协和与CMB的财务领导求助，以期能与现实情况相符。

同时，顾临一直在向纽约联系沟通。他没有等着和校理事会一起拿出解决方案，而是先行给文森特、洛克菲勒三世、洛克菲勒基金会主席麦克斯·梅森（Max Mason）和其他人发了一份备忘录，从历史角度阐释相关因素，令人信服。但是这种论述通常都很冗长，如果人们的案头上已经堆满了一大摞的文件，并且同样来自热切的倡议者、所强调的事务同等重要，那么这些文件有时就会被束之高阁，这便也不足为奇了。

1931—1932年度的运营预算首次很现实地以美元和中国银圆进行实际结算，因而出现了两种货币之间的汇率问题，这对CMB决定给协和提供多少资金支持非常重要。暂且不提准备预算的具体内容、校理事会的举措和CMB的批准等细节，可以说，正是从这起时，纽约和北京之间，特别是洛克菲勒三世和顾临之间，在汇率处理的政策和程序上出现了不同意见。

顾临原打算1931年冬末把这份预算带到纽约，但受制于北京和纽约当时局势，共识是顾临应当推迟行程至1932年5月中旬。这样他也可以参加1932—1933年预算制定，在4月13日的协和校理事会年会上把预算呈递给各理事，并在6月的CMB特别会议上汇报校理事会的需求。

顾临不用在1932年春就动身去纽约，这也让他如释重负，毕竟北京事务繁多，需要处理。1931年夏，协和应国民政府要求，派医疗队前往江西南昌，帮助救治在"剿共"中受伤的士兵。夏季洪灾过后，长江流域，特别是汉口武昌地区，许多难民生病，协和于9月下旬应国民政府救济水灾委员会的合作要求，为难民提供疾病防治服务。医护人员和在校学生都志愿前往，服务时长不等，最后一支医疗队于1932年1月初返回北京。

此前或之后的灾难时期，协和都应政府要求提供专业医疗援助。然而，这种援助行动每次都不可避免的严重扰乱了学校的正常教学秩序和医院的日常工作。处理这些紧急情况时，协和常常需要作出一系列艰难且微妙的行政决策，这些决策可能影响到学院与国民政府卫生和教育部门之间的良好关系。由于卫生署署长刘瑞恒本就是协和校长告假去出任的，而兰安生作为刘瑞恒的重要顾问，又是协和公共卫生科教授，因此他们有时更容易作出这样的决定（指提供专业医疗援助）。但其他时候，他们与学院的紧密关系，使他们期望学院自动配合的程度超过了顾临和其他管理层认为的合理范围。无论如何，顾临很高兴看到洪灾救援工作最终得到圆满的解决。

时局再次变得动荡不安。1931年初夏，以汪精卫、唐绍仪和陈济棠为首的反蒋势力在广州策划推翻蒋介石领导的南京国民政府。6月，蒋介石亲自指挥"剿共运动"，欲排除异己；9月中旬，日本发动突袭，侵占沈阳；月底，东北其他重要城市相继迅速沦陷；10月末，国难当头，南京亲蒋派系和广州反蒋派系双方派代表于上海和谈；12月15日，为维护党内团结，蒋介石再次下野；1932年1月1日，国民政府经过重组正式成立，林森为政府主席，孙科为行政院院长。不到一个月，日本在上海发动军事行动（即"一·二八"事变——译注），威胁南京，于是国民政府临时迁都河南洛阳。

1932年3月，日本建立傀儡政权"满洲国"，清朝逊帝溥仪幼年继位，出任执政。同时国际联盟派李顿调查团调查"沈阳事变"（即"九·一八"事变——译注）。

同年4月，国民政府在洛阳召开紧急会议，决定将长期抗日，还推举蒋介石为军事委员会委员长。与此同时，中国共产党利用满洲局势在中国中部继续战斗，蒋介石调集军队从汉口出发，至年底迫使共产党退出了根据地。

5月1日，国民政府与日本达成停战协议，结束了日军对上海的进攻。此时，鉴于日本已经停止公开威胁，蒋介石也"剿共"成功，时局似乎相对安全，于是国民政府12月初还都南京，并于12月16日召开国民党中央执行委员会第三次全体会议。不到一个月后，日军从长城外进攻，侵占山海关。接下来的五个月，日军对华北地区虎视眈眈，进犯北京和天津。1933年3月31日，中日在塘沽签订停战协定。

校理事会批准了1932—1933年度预算后，1932年4月底，顾临将预算带到纽约，共709,329美元，恰好与1931—1932年实际拨款相当。给CMB的报告指出：令人欣慰的是，虽然总支出增加了约15,000美元，但医院仍在政治动荡和商业萧条的逆境中，实现收入稳步增长，因而能覆盖总支出增加的数额。本地货币预算增加了约20万墨西哥鹰洋，但汇率稳定在1∶4.30，因而增加的成本没有造成财务上的压力。

顾临在美国待了两个半月，期间与CMB的官员，特别是和基金会秘书兼财务委员会成员洛克菲勒三世，进行了多次会谈。这是洛克菲勒三世首次与洛克菲勒基金会下设的相关部门正式接触，他非常看重这一职责。他和顾临在最近几月的往来信函中，在财务和汇率问题上意见不一，因此他们在纽约会面时，也主要是探讨该问题。双方首次会议进展不太顺利。顾临作为CMB驻华代表及协和医学院执行校长，自恃位高且年长（洛克菲勒三世当时年仅25岁）。但洛克菲勒作为CMB秘书和其财务委员会委员，认为顾临应该对自己的意见给予重视。依这二位的性格，双方时常发生激烈的讨论也不足为奇。但双方最终还是暂搁分歧，以大局为重，致力于解决其他需要关注的问题*。

6月27日，CMB接受了校理事会提出的预算请求，授权协和在1932年9月1日前"自行"解决汇率问题，批准协和在纽约的办公室于1932年7月1日起迁至CMB，并对顾临提交的关于北京形势的报告表示满意。在顾临建议下，艾格莱斯顿获假，将于1932年秋访问北京。7月1日，顾临从北京得知，CMB授权以4.80∶1的汇率结算预算中的银圆部分，这样一来，

---

* 这时采取的有效步骤是修改CMB的管理章程，更加明确地规定驻华代表和秘书的职责，洛克菲勒和顾临也不例外。

预算比之前按照4.30∶1的汇率计算时减少了32,073美元。

　　作为关闭协和纽约办事处工作的一部分，财务处迁到了北京，取消了学院主计长一职，将该职能与财务主管职能合并。艾格莱斯顿接任洛克菲勒三世，成为CMB新秘书，执行"此前由协和校理事会秘书在纽约执行的职责"。自1928年以来一直担任学校登记办公室主任的福梅龄（Mary E. Ferguson）随后在北京当选为协和校理事会秘书。

长期财务问题

　　8月中旬，顾临返回北京时，CMB和洛克菲勒基金会之间的关系有所缓和。秋季非常繁忙，迎来了众多访客，包括：接任皮尔斯博士成为洛克菲勒基金会医学教育委员会主任的亚伦·葛莱格博士（Dr. Alan Gregg）、CMB秘书玛格丽·艾格莱斯顿、洛克菲勒基金会副主席古恩（S. M. Gunn）、洛克菲勒基金会国际卫生部副主任维克多·海瑟尔博士（Dr. Victor G. Heiser）。虽然洛克菲勒基金会主席麦克斯·梅森未能应顾临之邀来访，但协和再次成为该基金会负责官员的出访考察地。

　　葛莱格博士此次访问意义非凡。他和皮尔斯博士一样，对美国和欧洲的医学教育都有一定了解，还有智慧和洞察力。虽然他在北京逗留不足一个月，但他对该机构、其问题和需求有了深入的理解，同时还很清楚其在中国政府国家卫生发展中独特而难以一言以概之的作用。葛莱格博士在访问期间，与教学人员和顾临单独交流或召开集体会议，进行了广泛探讨，但最后都回到了长期财务这个主题上，因为1933年6月30日逐渐临近，洛克菲勒基金会最后一笔五年期额外资助即将拨付。他们非常关注未来学校财务的长期发展。双方就以下两大论点达成共识：①未来相当长一段时间（5～8年）仍需要资金保障用以制定长期计划和任命人员。②减少因汇率波动产生的不确定性。葛莱格博士与顾临共同起草了一份非正式提案，为学校和CMB争取为期8年的资金支持，其中也建议洛克菲勒基金会不再以逐年分次形式提供补充资金，而是将一次性拨付一笔约为八年总额的资金给协和校理事会，由校理事会用其完成投资这项重大任务。他们认为这能和基金会一直设想的那样，为洛克菲勒基金会最终将所有捐赠资金移交给协和校理事会做好全面准备。同时，对银本位证券进行保守投资，可以消除大约三分之二的白银预算面临的汇率波动风险。中华教育文化基金会（China Foundation）执委会与协和校理事会执委会成员几乎完全一样，前者曾采用了该投资方法并取得成功。

1932年10月，葛莱格博士在离开北京时承诺，他会及时向顾临汇报新的协和资助提案的具体呈递时间和方式。但他回到纽约后，发现在他出访期间，整个美国，尤其是纽约的财政状况急转直下，恶化程度比他了解的更为严重。他写信给顾临，称"美国所有院校机构都面临着不同程度的资金削减"。比如波士顿城市医院（Boston City Hospital）削减了23%；西储医院（Western Reserve）连续削减了15%、13%和11%，且还将在此基础上再削减约15%。洛克菲勒基金会未来一年预期收入也仅勉强能为现有项目提供资助支持，无法开展新项目，为避免财政赤字更是背负着前所未有的压力。2月初，葛莱格博士发电报给顾临，建议协和通过CMB向洛克菲勒基金会提出长期资助申请，而不是让校理事会直接联系洛克菲勒基金会，并指出长期资助期限应为5年，而不是他当时在北京讨论的8年。葛莱格还建议将公共卫生系和精神病学系的发展预算作为两个单独项目，分别提交，而不是作为未来总体规划的一部分，并且说明现在这种情况下，不可能像自己和顾临当初期望的那样，让洛克菲勒基金会把资金移交给协和校理事会打理。

1933年2月1日，顾临收到了葛莱格博士发来的电报。2月20日，协和校理事会召开了特别会议。会议首先审议了1933—1934年度的运营预算，接着就1933年7月1日后的五年期资金问题展开了讨论。此次批准的预算总额为381,491美元和1,418,727墨西哥鹰洋，其中墨西哥鹰洋按照去年定下来的黄金汇率4.80进行转换，预算总额共计677,059美元。该预算比1932—1933年度总预算净减少了200美元左右，但实际增加了近10万墨西哥鹰洋。虽然不利的汇率波动风险仍旧存在，但大家相信CMB外汇储备能应付此风险。

在讨论未来五年的资金问题时，顾临坦率表示，鉴于每年从CMB和洛克菲勒基金会获取的收益均有10,000美元的缩减，这无疑给我们的未来规划带来了不小的挑战。他还认为当下服务需求日益增长，预算若能控制在目前水平，就已经很不错了。校理事会对此看法表示认同，并同意提案所述，认为五年的资金规划应充分支持协和活动的扩展，满足在精神病学和公共卫生方面的重大需求，并在医院增开新病房。提案请求：截至1938年6月30日，未来五年内，提供总额为2,185,433美元和7,635,133墨西哥鹰洋的资金支持，除此之外，还希望CMB能采取可行措施，确保预算中的墨西哥鹰洋部分不会因为可能的银圆涨幅变化而减少。校理事会正式批准了这些提案诉求，并将其转交给CMB。

这些提案立即送往纽约。在致葛莱格博士的私人信件中，顾临指出，CMB向洛克菲勒基金会申请的补充资助仅约为上一个五年期的63%，希望给基金会留下的印象对协和足够有利，让基金会不再坚持逐年减少资金支持。"如果您执意要削减资金，那就减吧，但请尽量少一点，凡是削减，必定伤人……哪怕洛克菲勒基金会满足了我们所有的资金申请，我们也要精打细算、量入为出。"

3月23日，纽约方面收到了顾临寄来的关于五年期资助提案的信函。此前3月4日，罗斯福就任美国总统，之后便立即大力采取措施，以遏制经济灾难。这些措施成了大家的关注重点。在这种情况下，CMB成员于4月10日召开会议，共商顾临发来的提案。

所有与会者——文森特、福斯迪克、葛莱格博士、洛克菲勒三世、艾格莱斯顿、财务主管戴希尔（Dashiell）、顾问德贝沃伊斯（Debevoise）——都认为，在此时提出金额如此庞大的请求可能会引发反对，还可能危及其他请求。洛克菲勒基金会内部往往认为CMB资金充足，足以应对学院的任何紧急需求。经过对整体情况充分且坦诚的讨论后，与会者普遍认为此时不宜向洛克菲勒基金会提出此类请求，CMB本身也认为顾临提交的金额和支撑数据不够具有说服力，因此在很多问题找到答案前，最好推迟向洛克菲勒基金会提出申请。同时，CMB可以动用自己的储备金作为每年捐赠基金收入的资助补充，从而满足协和1933—1934年度的持续需求。

因此，协和1933—1934年的预算全额获批。同时，会议还郑重通过了一份致洛克菲勒基金会的备忘录，其中明确指出，在当前阶段提出续签长期资金需求的提案，将涉及对协和医学院未来"支出范围和规模"的评估，这一评估直接关系到协和医学院的稳定发展，而CMB尚不具备进行全面评估的充分条件，因此建议暂时推迟向洛克菲勒基金会的理事会提交该提案。

随后，CMB理事会理事长文森特通过了一封给PUMC协和校理事会理事长周诒春博士的信件。信中详述了CMB为何会对五年提案作出这样的决定——CMB和洛克菲勒基金会的收入减少，且无法预测"这段财务不确定期"会持续多久，此外，未来可能出现更不利的汇率情况，届时可能有义务扩大预算。文森特谈到了美国教育机构为了应对收入减少的现实，所采取的严重削减措施，这些措施有时会导致机构瘫痪甚至毁灭。他最后直言不讳地表示："CMB理事认为，面对已增长和不断增长的支出的新提案时，他们别无选择；他们无法支持这些提案。"他还告诫理事会将CMB覆盖1933—1934年度预算的行为"视为一种承诺，在这种承诺内，协和校理事会将采取必要的措施，小心翼翼，勤俭节约……这也体现（CMB）对协和管理层有信心，相信他们不仅会在'停滞'状态下维持学校运转，而且会尽可能在拨款范围内厉行节约"。

会议结束后，葛莱格博士立即给顾临发去电报，传达这些基本情况，并马上写了一封长长的私人信函，对达成这些决定的过程作评。他在信中提到，他知道纽约来的那些人看起来并不了解协和的必要性和它潜在的机会，但也指出，北京同样难以理解全美各院校的处境，及其对洛克菲勒基金会和CMB理事态度的影响。他用一句反问总结了纽约方面的态度："现在美国所有院校以及我们所知的多数海外院校都将预算一减再减，但还不是一年年都这样过来了，协和又有什么理由要扩建学校或增加工资呢？"

葛莱格博士知道无论是协和自身还是其支出方面，与其他医学院之间都没有可比性，这样比较既不准确也不公平，而是应基于自身情况来评估。他认为协和是洛克菲勒基金会的主要兴趣之一。洛克菲勒基金会与其受限于当下，根据目前形势考虑制定未来五年行动规划，倒不如镇定坦然、大胆设想、深思熟虑对未来进行考量，这样最终更有利于协和发展。

葛莱格博士发去的电报及时到达。4月12日，协和校理事会年会上汇报了该电报内容。校理事们平静地接受了现实，并对明年的资助拨款表示感谢，同时授权财务主管尽快对1933—1934年度预算中的银圆需求进行外汇结算。起初葛莱格博士担心顾临的情绪，但顾临并未在随后的信件中明显表现出过多的苦闷。

不幸的是，为满足来年需求进行的外汇结算很快遇到了麻烦。美国政府更新了黄金出口禁令，4月20日，财务主管联系了北京所有的银行，它们都无法完成如此大额的交易。由于这条禁令，银行柜台汇率在24小时内从1∶4.32跌到了1∶4.02。这不仅让协和1933—1934年度预算中的银圆部分完全没了着落，而且最终获得的汇率很可能远低于预算计算时4.80的汇率基准。纽约的领导观察到这一情况，发电报建议此时不要结算任何兑汇合同。

1933年的夏季对协和与纽约来讲都是忙碌的。双方都在紧锣密鼓地为即将到来的秋季集中会议做准备。届时，顾临将与CMB和洛克菲勒基金会各领导成员一起，详细研究协和长期资助的基本问题。葛莱格博士和顾临此前私下在信中开诚布公、畅所欲言，对双方理解彼此不同观点做出了重要贡献。洛克菲勒基金会任命福斯迪克、耶鲁大学的安吉尔博士（Dr. Angell）以及哈佛大学的大卫·埃德塞尔博士（Dr. David Edsall）组成委员会，负责研究所有事项。为此，葛莱格博士于1933年7月14日撰写了一份关于协和的全面备忘录。他首先分析了CMB、洛克菲勒基金会和协和之间因责任划分产生的管理问题，强调深刻理解协和办学宗旨和方法的重要性，然后提出讨论如下建议"洛克菲勒基金会应向CMB提供充足的资金，使其能够承担财务责任"，具体提议额外增加800万美元，使CMB现持有的1,200万美元增加至2,000万美元。

葛莱格博士的备忘录以"与协和有关的特殊考虑"结束，谈到了：与纽约的距离、沟通延迟、差旅费用、货运等问题；国共内战、日本侵华、饥荒洪水带来了危险和不确定性；汇率的持续波动；满足外籍员工的住房、休假、旅行和子女教育的需求，同时在内乱时期为其提供保护；协和需承担不可避免的医院维护与教育的结合成本费用，而其他医学院则不必，将这两种情况相比较并不公平。此外，由于缺乏足够的工业技术设施，协和必须自行提供动力、水、煤气、电以及一氧化二氮等物资。

顾临的阐述已经非常清晰，而且极具说服力。一切已准备就绪，他亲笔写信给葛莱格博士说，他认为基金会完全有必要重新审视这个项目，"应基于其本身的优点进行评估，这些优点能够达成重要且有意义的成果……该项目值得在未来五到十年中继续予以高效支持"。10月4日，他出席了在纽约召开的洛克菲勒基金会委员会第一次会议。洛克菲勒基金会在10月和11月，召开了多次非正式会议。其中，许多会议是与基金会财务官员和有关的银行家围绕在银圆证券市场上进行投资的可能性展开的，以满足用银圆计价的那部分预算要求。众人对此产生了很大的兴趣。在某个阶段，由洛克菲勒三世组成一个单独的委员会，专门研究这一事项。11月2日，他与福斯迪克、埃德塞尔博士、梅森主席、葛莱格博士和顾临进行了非正式会谈。根据葛莱格博士给文森特的备忘录，洛克菲勒三世提交了他所写的关于"将资本金转为以中国货币计息的证券中的可取性和可行性"的报告。由于他与提供咨询的人士间存在意见分歧，他建议推迟进一步研究。会谈讨论大多集中于缩减协和来年预算，削减额度可能是5万美元。

尽管顾临对此提出抗议，但似乎大家普遍认为，美国各大院校和洛克菲勒基金会其他项目都在削减预算，协和没理由不这样做。然而，葛莱格博士和埃德塞尔博士也指出协和和美国其他院校情况不同，因此应避免大幅削减预算。

福斯迪克随后提议为洛克菲勒基金会理事准备一份报告，内容包括三个部分：①概述财务状况变化经过，尽可能语言简练，篇幅紧凑；②建议洛克菲勒基金会给CMB 1934—1935年度的拨款减少5万美元；③建议洛克菲勒基金会向CMB划拨500万美元，用于投资以中国货币计息的证券，若有合适理想的证券，由洛克菲勒基金会财务委员会决定"在何种条件下，以何种方式，何时"划拨这笔资金。这笔资金划拨只是第一步，最终要将资金逐步增加到"600万至700万。"葛莱格博士对福斯迪克的动议表示赞同，该动议随后被通过。

这似乎是洛克菲勒基金会委员会的最后一次正式会议。12月13日，委员会在洛克菲勒基金会的会议上提交了报告，大体上遵循了上述三项动议。与会者一致认为，现在不是拨款500万美元资本资金的有利时机，但还是拨付了CMB所请求的资金，数额比当前年度减少5万美元，使其能支付协和运营预算。此外，洛克菲勒基金会理事还授权执委会"向CMB另行拨款，总额不超过100万美元，如果CMB用其资本金以中国货币购买有息证券，则以现款拨付"。

当洛克菲勒基金会采取以上行动并告知CMB时，顾临已启程返回北京。洛克菲勒基金会此前承诺会拨款100万美元，因此CMB立即将此事提交其财务委员会审议，考虑投资银本位证券一事。CMB也通知协和校理事会，1934—1935年度预算应比本年度减少至少5万美元。由于顾临此前参与了洛克菲勒基金会委员会的讨论，因此虽然明确削减预算令人不快，但也在他意料之内。CMB还批准将其成员人数增加至七人，顾临完全赞成这一做法。

顾临还在CMB会议上讨论处理了其他事项，比如为协和校舍投火灾险；同时，由于理事会认为顾临公务缠身负担过重，考虑增设CMB副主任一职，并为其发放薪水，提供经费，以减轻顾临在北京的管理负担。在这两个问题上，顾临与CMB领导意见相左，分歧主要在预算成本上。顾临认为，自我保险也能和商业保险一样，有效保护校舍免受火灾损失，同时，预算正在吃紧，这样每年还能节约7,000多美元，减轻负担。纽约方面的财务官员则坚持认为商业保险更可取，其观点最终占了上风。至于副主任一职，顾临质疑设立该岗位是否有必要，并建议改设一名薪资相对较低的会计主管助理。和之前一样，CMB的想法再度胜出。顾临在回北京途中写信给葛莱格博士，表达了自己对CMB一些处事方式的不满，CMB在决策中有决定权，但在处理一些事务时，本来可以节约成本，却固执己见，还增加了不必要的预算开支。同时，CMB还一再要求进一步缩减预算，限制学校的活动，不能让其达到应有的效果。

显然，在这个情况下，顾临无能为力，只能接受现实，尽可能体面地做出必要调整。回想自己最近在纽约的访问，他写信给文森特，说自己"考虑到美国的财政状况，这个结果算是差强人意了"。他也承认，与美国大多院校的预算削减相比，协和即将经历的5%预算削减算是"微不足道"了。但他也提醒文森特，在美国，当医学院取消某些活动或减少一些服务时，通常会把学生和患者转到附近仍在开展此类工作的机构。然而，协和在可到达的范围内，却没有其他类似的机构；协和自身规模有限，不足以发挥其应有的作用，他不愿看到其效力被削弱。但不管怎么说，这趟纽约之行让他非常高兴。他本含蓄内敛，这次却一改往常，热情洋溢地说，"有时，要是没有您和纽约其他友人对这项事业的理解支持，我会感到非常沮丧和挫败"。

1934年——危机重重

顾临应CMB要求，立刻着手制定预算，要将1934—1935年的预算要砍掉5万美元。他虽不情愿，但又不得不做。于是，他要求各个系、科室及部门的负责人各司其职，制定必要的节省措施。然而，纽约收到最终预算后发现，CMB和顾临在削减的理解上截然不同。顾临和协和预算委员会是在CMB1933—1934年拨款总额854,500美元的基础上削减了5万美元。而CMB领导和成员则认为，当年在纽约与顾临达成的协议（很遗憾未留详细记录）应该是指，要在协和报给CMB的预算中，从实际美元预算中削减5万美元，该成本因汇率变化而降低至838,083美元。于是CMB拨付了788,083美元，作为协和1934—1935年的运营资金，剩下约16,000美元的削减要求由协和校理事会在预算的美元和银圆部分之间进行调整。北京方面发电报提出抗议，但无济于事。协和管理层别无选择，只能再次审核预算，并进一步做出必要的削减。顾临对于额外增加的压力非常愤慨。他认为，CMB最初之所以要求削减5万美元，不是因为它与洛克菲勒基金会的收入锐减，损失惨重，而是因为它要用这种武断的方式，让协和明白学校无权再享受比美国院校更优渥的财务待遇。

顾临收到CMB就预算决策发来的电报的第二天，又收到了葛莱格博士发来的私人信件。信中谈及了二人在北京和纽约多次讨论的话题：顾临同时担任协和执行校长和CMB驻华代表两个职务的反常性。葛莱格博士认为，顾临辞去CMB的领导职务可能更好，因为这是迟早会发生的事。葛莱格博士在信中写道："我曾表示，待到合适的时机，我有话欲与你分享。而今我认为时机已至，我想明确表达的是，我坚信你应该从CMB辞职。你难以在中国处理好跟基金会的关系，若处理不好，便不能很好地维系这种关系。大家都知道你劳苦功高，对你肃然起敬，但你毕竟还在CMB决策层，你为协和辩护站队让大家很是担忧。我相信没人会利用你不在CMB任职而采取不利于协和的举措，我想不出有谁、有什么理由要做出这种举动。相反，大家的怨恨和担忧一定会减少，也就能更容易把事情做成……我无法预知未来会如何，但这一步是我在能看到任何未来可能性之前必须迈出的……千万不要气馁：在我看来，协和与CMB在过去的一年中展现出了更为光明的前景和潜力。"

顾临对葛莱格博士的判断信心十足。1934年4月21日，他立刻给文森特写了一封辞职信，理由是，希望借此对CMB"复杂组织架构"进行简化。顾临把信寄给葛莱格博士，请他代为递交，表示希望推迟到11月CMB开会时递交，届时顾临本人能出席会议，讨论他辞职可能会给基金会带来哪些影响。不过，他让葛莱格博士自行斟酌，看如何行事最好。信末，他感谢葛莱格博士给予他安慰："我承认，我不擅长外交，在调和这边领导层的工作上能力有限，但您对我却一直很友善，一直相信我能把协和管理好。"

预算的事依旧让人头疼，但协和、护校以及医院工作仍在有条不紊地进行。毕业生从全国各地来协和进修，参加为他们个人及各自单位需求量身定制的培训。门诊部人满为患，医院床位供不应求。教学人员常常被叫去中国其他地方作专题讲座或为政府服务，仿佛这些事情比教学责任还要重要。医学院和护校的教学人员持续短缺。1934年3月15日，步达生博士与世长辞，这对协和来讲是个重创，顾临本人也是悲痛万分。问题接踵而至：步达生博士的夫人和孩子们如何安排，以及步达生博士发挥了重大作用的古生物学研究何去何从。

1926年，北京西部周口店出土了一颗牙齿化石，步达生博士研究后确认该牙齿属于一个独特的类人猿种属。解剖学系实验室的研究首次引起广泛关注。之后，在同一地址还发现了第一块猿人头盖骨化石，证实了此前发现——此即举世闻名的"北京人"。当时，中国地质调查所新生代研究室负责发掘和调查工作，步达生博士任名誉主任。在胡恒德博士和顾临的大力支持下，协和实验室向新生代研究室开放。步达生博士和杨钟健博士、裴文中博士两名中国同事一起合作，在德日进神父（Teilhard de Chardin）的热情协助下，进行了深入研究，极大提高了协和的声誉。1926年起，洛克菲勒基金会为该项目提供了大量资助。步达生博士去世后，另一位知名的人类学家魏敦瑞博士（Dr. Franz Weidenreich）来到协和，担任解剖学客座教授，洛克菲勒基金会继续为其提供资助。魏敦瑞博士也和步达生博士一样，被任命为新生代研究室的荣誉主任，双方继续合作，研究周口店遗址出土的丰富文物。

按照协定，新生代研究室产出的所有原始论文均由地质协会先审读后发表。此外，地质协会还拥有对这一项目中发掘的和收集到的全部标本的所有权与处置权。根据该协议条款，1941年深秋，翁文灏博士代表地质调查所（时任所长，同时兼协和理事和重庆国民政府经济部长），命人向在北京的胡恒德博士传达指示，要求他将古人猿头盖骨化石及其他物件转交给美国海军陆战队北京特遣队的指挥官，同即将撤离的海军的财物一起运往美国。胡恒德博士不愿如此，担心这些稀世标本在运输过程中丢失或损坏，但翁文灏博士的指示又极为明确，胡恒德博士别无选择。因此，1941年12月6日前后，会计主管亲自把装有这些物品的储物箱交给了艾舍斯特上校（W. W. Ashurst）。箱子和海军的物品放在一起，运往秦皇岛港口，整批货物在那里等待装船运走。然而，1941年12月7—8日，太平洋战争爆发，据说古人猿头盖骨已运离北京，日本人类学家不相信，在协和及城内其他地方四处打听，掘地三尺，但无果而终。至今没有任何关于这些标本下落的确凿信息，但当时在北京的一些人认为，日军在秦皇岛撬了美国海军的箱子，搜刮武器、弹药和其他有用物品，或许恰好撬到了这个储物箱，发现里面装满了陈旧的骨头和头骨，于是就把里面的东西随意扔到附近垃圾堆里，或者丢到海里去了。

CMB在关于协和预算的会议上通过了一项决议，选举胡恒德博士为理事，接替保罗·孟罗博士。顾临为此很是欣慰，因为他相信胡恒德博士对协和需求的了解会有所帮助。葛莱格博士则认为胡恒德博士当选CMB理事有个重要原因：他也许能从芝加哥大学请到一年的假，来进行"CMB-洛克菲勒基金会-协和医学院的关系和组织架构的整体概念"的研究，为未来"进行变革，实现更好运作"作准备。

会后不久，文森特便来信，称已特别请求芝加哥大学为胡恒德博士批准一年的假期。"如果得到准许，夏天那几个月胡恒德博士会在纽约办公，然后9月前往北平，在那里待上相当长的一段时间，以便彻底了解协和的情况。我们希望他能和您以及校理事会一起，制定出1935—1936年的预算，并在今年冬末或明年春初带回纽约。"文森特的第二封信说：芝加哥大学不愿意让胡恒德博士离开这么长的时间，因而可能要推迟或修改计划；但他保证会通过信件或电报让顾临了解事情的进展。

顾临收到文森特的这两封信件时，他认识到，有必要协调好自己11月份去纽约的计划与胡恒德博士访问北京的时间。于是，他立刻给文森特发去电报："5月7日的来信已收悉。胡恒德若非立刻动身，建议他推迟访问，待我11月返美。推迟我的行程会给学校带来严重不便。"文森特立即回复："胡恒德8月底到北平，会在那待三个月，届时你最好也在。所以您能否立刻回美，之后和胡恒德一同前往？"顾临抓紧时间安排了各项事宜。6月2日，他发去电报："26号到西雅图。估计7月有机会同洛克菲勒基金会和CMB管理层会面。夫人6号到旧金山。请代为转告她。"（顾临夫人6月就带着两个孩子先行离开，准备在美国过完夏秋两季，初冬再和丈夫一起回来。）

离开北京前，顾临写信给文森特，提到一些即将讨论的要点，并特别提到，胡恒德博士当选理事"对我来说是个好消息……由他访问此地再合适不过的。他对协和实际情况的报告无疑会对CMB大有裨益。我相信您收到这封信之后，我们很快就会在美国相见，届时可以讨论他来访的细节。"

至此，记录清楚表示，CMB、洛克菲勒基金会及芝加哥大学有关各方已就计划的总体框架达成一致：夏季，胡恒德博士将继续在芝加哥大学工作，同时利用晚上和周末时间研究纽约寄来的报告、预算和财务报表，为秋季去北京考察做准备。此外，他将在6月中旬来纽约参加几天的会议，并在8月再次前往纽约，然后启程回北京。顾临抵达纽约后，将先参加这些会议，之后与胡恒德博士一起回北京。胡恒德博士务必要在1935年1月1日前回到芝加哥大学。芝加哥大学校长哈钦斯（Hutchins）在文森特的劝说下，极不情愿地给胡恒德博士批了假，以便他能进行此次考察。

6月26日，星期二，顾临抵达温哥华，并于次周初抵达纽约。7月4日，星期三，是美国的独立日，全国放假。但文森特仍与顾临在当天会面——很明显，文森特是为了可以提前出发到欧洲度夏，安排了日程。文森特告诉顾临，顾临不仅有必要辞去CMB理事职务（他已辞去该职责），还得辞去协和校理事会任命的副校长一职。顾临在后续来信中写道：

> 起初，他不愿告诉我为何作出这一决定，但最后承认，是因为CMB内部的矛盾，即福斯迪克、洛克菲勒和他本人有摩擦。他虽然坚持说他们肯定了我对学院的贡献，但他明确表示，我必须退出协和这项事业。

任何人只要看到这，自然完全明白，他们之间确实有摩擦，关系也愈发紧张。顾临自己再清楚不过了，但他显然没料到，CMB和洛克菲勒基金会的领导和成员对他的敌意竟如此强烈。之前为了给协和争取应得的支持，他常常与他们激烈争论。这股敌意不是因为顾临的某个具体行为而突然产生的，而是因一次又一次的争吵而积怨已久，几乎随时都会爆发出来。

决定顾临何时退出的不是别人，正是洛克菲勒二世。6月初，他结束了为期两个月的地中海邮轮之行，回到美国。之后，他听取了各项事务的通报，其中就提到：协和预算一直吃紧；胡恒德博士当选为CMB理事，拟派他于秋季访问北京，考察协和的情况；顾临预计于7月1日抵达纽约。据福斯迪克所述，6月某天下午，他和洛克菲勒二世从位于百老汇大街61号的基金会办公室出来，乘车前往上城区。途中，他们讨论到与协和资金和管理相关的全部问题，洛克菲勒二世斩钉截铁地说，现在该让顾临退出这整个事业了。自1914年最开始起，洛克菲勒二世就一直密切关注着协和的创建，并为其发展提供了大力支持。要是没有洛克菲勒家族的资金支持，没有洛克菲勒基金会的帮助，协和不可能建成并发展。而他本人仍是基金会理事会理事长。显然，在洛克菲勒二世的心中，并不认为自己的个人干预有何不妥之处，即便是由他自己选定胡恒德博士接任顾临。

文森特、福斯迪克、洛克菲勒三世以及洛克菲勒基金会和CMB的其他成员早已对顾临的所作所为十分恼怒也非常困扰。他们认为，削减预算是大势所趋，正确之举，可顾临却蛮不讲理、顽固不化，涉及预算削减时尤为如此。若非如此，在洛克菲勒二世正式决定顾临回到纽约后就得尽快辞去CMB驻华代表和协和副校长的职务时，可能还会有人提出反对意见。文森特作为CMB理事会理事长，同意接下这项令人头疼的工作，让顾临辞职。

毫无疑问，这个决定让顾临措手不及，而文森特不情不愿地解释说是因为"与CMB内部有摩擦"，更让他觉得是含糊其词，令人不满。第二天，他极力要求与洛克菲勒二世面谈，要为这个极端的决定讨个更明确的说法。如果说与文森特的会面是狂风暴雨，那么与洛克菲勒二世的会面看来是风平浪静。但是洛克菲勒二世除了声明他已经"同意这项决定"外，没有提供任何信息。

顾临继续寻找更具体的解雇原因。7月27日，他与福斯迪克共进午餐，并继续刨根问底要个说法。福斯迪克形容这顿"午餐漫长而煎熬"，据福斯迪克所说，"他下定决心，要从我这里把原因问出来，想知道我们为什么对他作出那样的决定。而我也同样坚定，不讨论细节，因为我觉得这样做毫无意义"。

是什么让洛克菲勒二世如此坚决，觉得自己不仅要"同意这一决定"，更要亲自提出呢？顾临坚持认为，与其他受洛克菲勒基金会资助的美国大学相比，协和应该享有特殊待遇，获得更多的资助。他还固执己见，要求不能对协和预算做任何削减。这些无疑冒犯了洛克菲勒二世。洛克菲勒二世后来声明：CMB在处理政策事务时，其观点和决策应高于顾临的观点和决策，即便是顾临可能理所应当地认为，身处一线的他比CMB更能作出明确的决定。在洛克菲勒二世看来，事情的发展至此"无可避免，如若学校从未涉及宗教工作，或许也不会做这样的决定"。

此处提到了该学校的"宗教工作问题"，我们有必要回顾一下来龙去脉。显然，对宗教与社会服务部（Department of Religious and Social Work）的意见分歧，至少是一个诱发因素。这促使洛克菲勒二世决定建议顾临立即辞职，而不是和风细雨地让顾临在争议较少的情况下尽早辞职。

协和的基督教特性

1914年12月，在CMB召开了第一次会议上，格池宣读了他《关于医学使命与耶稣精神的思考》（*Thoughts on Medical Missions and the Spirit of Jesus*）一文。从此以后，在协和一直存在反复强调学校应该保持基督教特征的声音。1915年3月15日，洛克菲勒二世给各教会写了封信，强硬地表明了这一点，并将这一点体现在1915年6月2日与《协议备忘录》（*Memorandum of Agreement*），其中亦有体现。在早期官方声明中，经常出现诸如与教会"真诚合作，同心同德"、希望"对传教事业做出突出贡献"等表述。七年后，洛克菲勒二世在落成典礼上重申了同样的理念："完全赞同教会的精神和目的，我们渴望尽可能彻底地将其贯彻下去，就如同坚持维护医学院的最高科学标准和医院要提供最好的服务一样。对于那些来协和求学任教的人，无论其持何种观点，他们在服务和牺牲中展现出真正的精神追求，我们都将始终表示尊重——毕竟，衡量真正宗教的最终标准，不正是将其信仰转化为最崇高的人生境界吗？"

在此之前，协和医学堂雇佣"传道者"巡视医院病房和门诊部，并任命一位"宗教主任"负责"与医学院医院相关的社会服务"等各项工作。协和最开始就是传承协和医学堂的做法，兑现这些诚挚的承诺。这些活动预算不高，曾有人希望由教会资助，但德怀特·贝克（Dwight C. Baker）在1917—1918年间获临时任命后，校理事会批准从学校预算中拨款4,050墨西哥鹰洋给"宗教服务部"，用于支付宗教主任的工资和包括三名传道士薪水在内的开销预算，未要求教会为此预算或任何后续预算提供资金。

1918年夏，菲利普·斯瓦尔兹神父（Philip A. Swartz）接任贝克，任期四年。新医院病房和诊所启用，显然亟需一名受过培训的医疗社会工作者。1920年2月，浦爱德（Ida Pruitt）被任命为宗教与社会服务部的"社会服务工作者"，她不但具备专业资质，还说得一口流利的汉语。在浦爱德任职首年结束时，从行政角度来看，让她对医院院长以外的任何人负责显然不合理。在皮尔斯博士和胡恒德博士的强烈推荐下，她被调任到医院。往后的18年里，她开创了中国医疗社会服务的先河，并在协和组建了一个高效的部门，不仅培训了自己部门的员工，还为全国社会服务发展输送了工作人员，影响深远。

斯瓦尔兹为宗教与社会服务部进行了规划，尽管医疗社会服务方面的工作已经转由医院负责，该部门仍保留原名，承担学生工作、医院布道、开展学校周日礼拜，以及学生的体育锻炼和文娱活动等工作。

1921年9月，校理事会在北京召开为期一周的会议，同意到1922年夏季——斯瓦尔兹任期期满时，由一名"适合的中国人"继任。大家认为朱友渔博士能为学校做出杰出贡献，所以很快就选他接任*。1924年夏，就在朱友渔博士还没有上任的这段时间里，由胡恒德博士领导的教学师资委员会负责周日早堂礼拜仪式，监督部门人员日常工作，并鼓励学生组织各种课外活动。

朱友渔博士一上任就证明了自己是这一职位的最佳人选，并连续八年任职。他中英文布道都做得很出色。学院的周日礼拜活动不仅吸引了协和的师生员工，还吸引了众多协和校外的中外人员的参与，场面热闹非凡。虽然该项目范围相较斯瓦尔兹时期并无显著扩展，但朱友渔博士与学生、教职工、北京及周边地区院校的关系，及其他在中国宗教领袖中的地位等，都为宗教与社会服务部在协和争取了一席之地。1926—1927年，该部门预算比得上医学院一些小系了。然而当整体预算开始吃紧，毫不意外会有人质疑医学院内是否有必要设置这种部门。

1927年，国民党大军将至。胡恒德博士、顾临和校理事会愈发担心国民党的教育政策可能对学校产生影响。西方传教士和中国教会工作者同样对新政府反宗教与反基督教的态度感到担忧。早在1927年8月，朱友渔博士就告诉顾临，他担心国民党攻下北京后，如果自己领导的部门还保留之前的组织形式和名称，可能会给学校带来祸患。顾临则建议，此时提议放弃该部门不会得到大家的支持，甚至更名也可能引起一些理事的担忧。总之，当时没有迹象表明需要立即采取行动。

同年秋天，郝金斯理事代表伦敦传道会对协和进行访问，朱友渔博士和校理事们对此都振奋不已。郝金斯从北京返回后，向校理事会汇报称："朱友渔及其部门人员组织的工作，帮助理事们履行了洛克菲勒基金会向各教会作出的承诺——将医学院交给CMB后，学校的工作将作为对传教事业的特别贡献，继续进行下去。"1928年4月，朱友渔博士再次续聘，任期四年。

各教会都在采取正式行动，以便未来校理事会能实现自主存续。有人建议，向负责最初"人员任命"的理事会做出"某种保证"，维持协和的基督教特性。顾临特别关注的是，新的理事会（其中大多数将是中国人）应该是一个真正负责任的独立机构，不受任何"限制行动自由的条件"的影响，他力劝不要要求新理事会做出这样的承诺。最终，所有具有任命权

---

* 当时他是新教圣公会（Episcopal）的神职人员，在基督教青年会（Y.M.C.A）的资助下，从事在美中国学生中的布道工作。

的教会，包括洛克菲勒基金会，一致请求纽约州的大学托事部修改学校的临时章程，使校理事会成为一个自主存续机构，并在正式决议序言中表达了希望与期待：这"将不会干扰基督教的精神和崇高目标在协和继续开展下去，这已经成为自协和组建以来管理上的指导方针"。1928年4月11日，当校理事们批准向托事部提出申请时，他们各自行动，用和其他教会相同的措辞，表达了同样的希望与期待。

在预算方面，宗教与社会服务部并不比医学院的其他小系重要。至于它的作用，它是洛克菲勒基金会向教会示好的实实在在的证据，尤其对洛克菲勒二世来说，具有更重要的意义。然而不幸的是，它却成了纽约的管理层与顾临之间经常发生矛盾的原因之一。

1928年秋，他们之间第一次爆发了激烈冲突。当时朱友渔博士刚从海外休假回来，他告诉顾临，他感觉教职工对他的项目很冷漠，有时还持反对态度，他对此很不满。虽然他的任期还剩三年多，但他正在考虑从协和离职。顾临很欣赏朱友渔博士，称其为"北京最好的布道者……是该职位的理想人选"，尽管他自己也怀疑长久保留宗教与社会服务部是否明智，但他希望朱友渔博士能改变主意，留在协和。然而，给纽约办公室发份详细报告看来是明智之举，将此作为铺垫，以免将来朱友渔博士真正辞职时再被动发电报告知。

纽约方面收到这份电报时，文森特非常焦虑不安，他告诉皮尔斯博士，"现在新的自主存续机制刚刚生效"，如果朱友渔博士在其他教职工所谓的压力下辞职，这将对CMB和洛克菲勒基金会产生极其不利的影响。他急忙给顾临发了一封电报，表达了自己的忧虑，并称朱友渔博士如果提前辞职将令人遗憾，至少应该保持现状，等来年顾临访问纽约后再充分考虑。文森特在附信中详细阐述了对全局的基本考量：

谨记：①洛克菲勒二世的信，传教士们把它看作契约；②协和校理事会通过的有关理事新旧更替的决议。我相信，如果在新的管理机制刚刚生效之时，就报告说，一位能力非凡的、忠诚的宗教社会服务部主任已经辞职，原因是他的一些搞科学的同事很冷漠甚至持有敌意，你会认识到，这将带来什么样的后果……形势如此微妙，充满了火药味，一定要非常谨慎地处理。

当文森特的电报到达北京时，朱友渔博士已经得出结论，情况比他回来前预想的要好，因此顾临得以回电文森特，表示朱友渔博士"很高兴，且不再考虑辞职"。文森特在电报和信函中对顾临表示由衷感谢，感谢他对这个事情的处理"如此及时有效"。

事情本应就此告一段落，但顾临仍担心，纽约方面对宗教和社会服务部的担忧会影响到新理事会的独立性。他对此事高度警觉。他认为，如果将该部门从学院预算中剔除，原用于支持它的资金将可用于其他用途。但文森特却说并非如此。"这种活动与学校正在开展的其他活动大相径庭，CMB理事会可能会认为，随着该职能取消，资助也会停止"。这个恼人的问题依旧存在。

几周后，这个问题再次被提出。这次是由两位资深中国教职员组成的一个特别委员会提出来的，他们是林宗扬博士和吴宪博士。二人被任命协助行政委员会拟备1929—1930年的预算，重点关注在不削减教师工资前提下，还能从哪些方面节省预算。他们在报告中提出"取消不必要的活动"等建议，其中之一就是宗教与社会服务部。尽管他们对该部门的工作表示赞赏，但认为这不属于"学校合理的预算开支"。顾临在将该报告提交教授委员会时指出，在朱友渔博士任期内，不能做出巨大变动。但这个问题"可在三年后根据实际情况进行处理"，届时，"可能会进行所提议的变更"。没有提出或采取任何行动，但报告副本被送往纽约办事处以供参考，文森特无疑看到了这份文件。无论如何，宗教与社会服务部1929—1930年预算并未减少。只是在朱友渔博士的提议下，经顾临同意，辞退了两名传教员。

1929年春，顾临在纽约时，头等大事便是参加协和校理事会年会。如前所述，会议实际上进行了成员重组调整，但也留有充足的机会，讨论许多北京和纽约都感兴趣的话题。文森特对科学教育机构预算中"宗教和社会服务"的适当性问题表示了理解，并建议找到某种方法从外部来源提供该系的预算，就像芝加哥大学为其教堂提供独立捐赠那样。然而，大家一致认为，在朱友渔博士任期内不应采取任何行动。

在教会代表从校理事会退休后，洛克菲勒二世迫切地向这些教会保证，他和洛克菲勒基金会将竭尽全力，真诚地履行最初在1915年3月15日的信函及后续声明中达成的协议。因此，1929年6月20日，他致函各有关教会和个人，指出"尽管中国的政治局势加速了这一变革，但归根结底，这只是朝着我们从一开始就设定的方向迈出了一步。新理事会将继续继承发扬学校创建之初就树立，并一以贯之的科学和精神传统"。然后，他再次做出个人承诺：

你们非常清楚，从一开始，我对能在这所学校发展宗教和科学怀有多么浓厚的兴趣啊！毫无疑问，未来我只会更加关注，尽我所能，继承发扬优良的基督精神，这是建立协和这项事业的基石。

顾临也收到了这封信，他认为这是供他发表意见的草稿，反对将其寄出，也不要按照建议将宗教和社会服务部门的情况提交给咨询委员会讨论。他认为，校理事会应该"完全可根据自身意愿，决定该部门的去留"。随后，顾临、文森特和皮尔斯博士进行了大量信件往来，信件频繁交错，以致写信人尽管有着最大善意，彼此始终无法同步。

在其中一封信中，皮尔斯博士同意顾临的立场，即"洛克菲勒基金会的任何官员都不应该干涉协和的事务，也不应该提出要求或试图对政策指手画脚"，但他接着指出，"鉴于洛克菲勒是以个人身份而不是以洛克菲勒基金会理事会官员或成员的身份写的那封著名的信，从逻辑上讲，洛克菲勒作为个人的立场可能有些不同。如果有人指责他食言，那么也要由他，而不是洛克菲勒基金会理事会进行补偿。困扰我的问题是这个，而不是你所讨论的那些问题"。

在这次交流过程中，显然，洛克菲勒现在担心的是，如何回复前理事会中几个教会代表直接给他写的信。文森特建议，回信中只需简单表示："新理事会对宗教与社会服务部门并未提出任何问题，现任主任已上任两年多，我相信新理事会将努力延续学校的优良传统。"洛克菲勒随即照办。情况暂时得以平息。

但好景不长。一名前任校理事与协和一位教学人员是多年挚友，该教职工习惯在各种事物上，特别是关于教学员工和管理层对宗教和社会服务部的态度上，写信给这位前任理事。这位前任校理事又转而写信给洛克菲勒二世。1929年，洛克菲勒基金会主席文森特退休，皮尔斯博士刚刚去世不久，洛克菲勒二世向纽约办公室的工作人员收集意见，又拖了几个月才给这位前任校理事回信。到那时，文森特已经回到CMB，填补了皮尔斯博士去世后留下的职位空缺，洛克菲勒也能向他征询建议。文森特正打算近期环游世界，途中将访问北京，因此洛克菲勒在回信中没有作出任何承诺，打算等他回来后再作打算。

文森特在离开纽约前，给顾临写了封信，表示迫切希望与顾临"充分坦率地讨论"宗教与社会服务部门的事宜。"如您所知，这件事涉及多个方面，牵涉范围广泛，让我有些担忧。从您上次给我的信函内容来看，我认为，若无充分信息，情况得维持原样。我的意思是，在我有机会同您在北京商讨之前，要是这位现任者问他未来与学校关系，不要作任何决定。我很看重这个事情，所以我才写信给您，如果可以，确保我们见面之前，不要考虑这个问题，无论如何也不要作出不利的决定。您肯定会认为这种预防措施是多此一举，但还请谅解。"顾临给文森特回信表示，他尽可放心，在他到来之前没有理由提出任何问题，但随后又说："在这件事上，我本人十分困扰。协和本应具有的自治权却明显受到了限制。咨询委员会里一些委员影响力很大，要是他们对学校施压，我觉得难以接受。"

文森特亲笔回信："你信里说的学院自治问题，我也很困扰。我这次去北京，并非正式访问……我想和你进行一次完全非正式的个人谈话，谈谈很棘手又很重要的问题。希望我们可以达成一定的共识。在我来之前，请务必维持现状。但你若觉得我的到访会引起误会或尴尬，请别犹豫，尽管发电报告知……我相信你我之间大可直言不讳。"幸好，顾临没觉得有何不妥，因此也就没发电报。文森特在协和访问考察了三周，极大地改善了他与顾临和校理事会成员的关系，他也真心尊重校理事会。他们就宗教与社会服务部门一事进行了多次讨论，结合文森特的亲身见闻，一起写成了报告，呈递给洛克菲勒二世。他在报告中写道："中国校理事们对这个部门态度出乎意料的友好。在这点上，理事会理事长周诒春博士跟我说得很清楚，所以不必担心理事会会对此持敌对态度……总的来说，尽管朱友渔博士可能会离开协和，这里的情况比外界描述的要乐观得多。我相信现在的理事会将尽全力支持该部门的发展，并将其作为在协和培养高尚情操和坚定理想信念的部门。"

1932年6月30日，朱友渔博士任期届满，离开协和，顾临和其他许多人都感到非常遗憾，他本希望朱友渔博士能留在北京，通过其他方式和协和保持联系。但不幸的是，时机尚不成熟，还不能作出这样的安排。

1932—1933年的薪资与开销预算与1931—1932年相同，但到秋季开学时，还没有找到合适人选代替朱友渔博士。因此，依照以往惯例，监督该部门的责任转移给一个委员会。该委员会由对此感兴趣的教职工组成，马士敦博士（Dr. Maxwell）担任主席。委员会找了一些讲道者，负责周日礼拜活动。他们还鼓励组建学生组织，参加课外活动等。整个学校都没明显察觉到主任一职已空缺。这一年中，部门虽然没有全职主任，但工作进展还算令人满意。顾临和预算委员会在制定1933—1934年度预算时认为，应该将部门主任设为兼职岗位，提供相应薪水，他们相信，师生都专注于学习专业知识，在这样一所学校里，要找到一位合适的布道者主持周日礼拜并不难，但找到全职人员则要困难得多。而且，即使找到了全职人员，他们的用武之地也很有限。全职岗位的薪资结余便可以用于其他受纽约经济压力影响的系。

有趣的是，协和理事会在审议1933—1934年度预算提案时，尽管宗教与社会服务部并未在会议正式议程内，理事会还是讨论了它的未来。该部门对学校服务来说有很大价值，同时如果反对洛克菲勒及其同仁如此看重的事，未免有失礼貌，因此多数中国理事赞成让该部门保留全职岗位。顾临虽然不愿再像之前一样发全职薪资，但还是写信给纽约，表示他"别无选择，只能遵循多数在职校理事的意见行事"。

幸运的是，当时正好有一位美国基督教青年会的秘书埃格伯特·海斯（Egbert M. Hayes），他是一位出色的传教士和学生工作者，为大多数理事所熟知。因此，他很快便被聘任为宗教与社会服务部主任，1933年7月1日上岗，任期两年。支付这一全职岗位薪资需要额外资金，这笔款项将从病理学系的预算中调拨。这让顾临觉得是在"抢劫一个科研部门"，但在当时的情况下，他们别无选择。

洛克菲勒二世得知海斯被聘任为主任后，写信给顾临，表达了"个人感激之情"，感激顾临"促成此事美满结局"。

你一定能理解，我之所以对事情的解决特别满意，是因为当初主要是以我个人名义与各教会达成协议，保证洛克菲勒基金会将秉持何种宗旨和态度，继续发扬传教士精神，是我作为洛克菲勒基金会主席在1915年3月15日的信中提出来的。我意识到，自协和成立以来，宗教思想发生了翻天覆地的变化，对于如何在世界上更好地弘扬基督教的基本和永恒原则以及培养基督徒的品格，正在形成一个新的思想流派。另外，只要协和还在，现任学校领导都有责任真挚诚恳，全心全意落实在创建之初与教会达成的共识，这点毋庸置疑。

他对新理事会态度很满意，他随后说，早期教职工中的传教士终将难以避免地被其他"没有这种相关背景经验的人所取代。然而，这绝不能影响教职工热情真诚的态度，他们要继续贯彻落实与教会达成的协议。这份协议对当年的前辈有约束力，对他们及其继任者亦是如此"。然后，他转向顾临本人，说他"多么充分地"意识到了顾临处在这一职位上的难处。

一方面，你不仅对传教会所做的保证了如指掌，还作为洛克菲勒基金会和CMB的主要代表之一，负责签订协议。另一方面，尽管现在的校理事和教职工几乎已全部替换，但你现在还是洛克菲勒基金会和CMB的代表，要确保两个基金会充分履行这些承诺。然而，如果您根据实际情况，不时向校理事和教职员及其继任者阐述上述共识的实质内容，那么，他们即使不是出于信念，也会出于一种荣誉感，而听从你的领导去贯彻落实这一协议。今后无论何时，你要是需要我以洛克菲勒基金会理事会理事长的名义，给你或者校理事会，抑或是教职工写封信，提醒他们牢记我们和教会签署的协议基础，不要忘记我们和未来继任者需始终承担的义务，你要是觉得对你有帮助，请尽管开口……

这封信寄到北京时，顾临已离开，前往纽约讨论预算。他在纽约收到了转寄来的信。1933年11月，他在纽约期间与洛克菲勒二世共进午餐，他们讨论了很多重要议题，其中一项主要议题就是洛克菲勒的那封信。几天后，洛克菲勒写信给顾临，建议他或许可以适当修改一下信件内容，再将其副本交给校理事会理事长周诒春博士。顾临回复说，他觉得洛克菲勒最好在先前那封信的基础上，直接给周诒春博士再写一封信。洛克菲勒二世照做了。顾临不久后返回北京，他觉得与纽约同事关系已经缓和，对此也很满意。

1934年1月，顾临返回后不久，柯克兰博士就来协和考察访问。柯克兰博士是《世界主宰运动》杂志（*World Dominion Movement*）的高级主任和"世界福音传播运动"（Movement for World Evangelism）的主席。他当时正在周游世界。作为协和医学堂的校长和伦敦传教会的代表，柯克兰博士在最初的谈判中作出了突出贡献。最终洛克菲勒基金会接管了协和医学堂，他继续代表伦敦传教会在协和校理事会中任职，直到1939年，协和校理事会进行改组，他与其他教会校理事一同主动请辞，让中国人担任新一届校理事。1921年落成典礼后，柯克兰再未去过北京，因此他这次来访，自然花了很多时间了解现在学校和医院的情况。他对宗教与社会服务部以及主任海斯给予特别关注，这也能够理解。1月21日，星期天，他在礼堂晨祷中讲道。顾临给艾格莱斯顿的信中就谈到了柯克兰的到访："我不知道他（对协和）印象怎样，但我猜他应该相当满意。"

顾临显然搞错了。3月26日，柯克兰博士返回英国，在纽约中转时，他给洛克菲勒二世写了封信，表达了对协和的极大关切。他认为，协和人员并非"按照学校的崇高目标"精心挑选出来的；没有充分考虑"学校的理想目标"，并且，应给予"宗教主任""更多的理解，营造比现在更好的合作氛围"。柯克兰博士想起当初与伦敦传教会和其他教会进行谈判时，洛克菲勒二世的态度和承诺让他感到特别"欣慰、振奋"，那次谈判最终使得洛克菲勒基金会建立起北京协和医学院。信末，柯克兰博士表示"4月3日启程回英国前，很乐意详细探讨这个事情"。

唯有出于责任感，我不得不承担这一令人不快的任务，写下这封信。那些前辈为了创建这所院校，献出了自己的生命。他们作为医学传教士，所做的贡献可不仅仅是传播了医学知识。

协和正处于发展的十字路口。它可能会成为东方最有影响力的力量之一，为整个东方带来积极影响。但是，经过慎重考虑，我郑重提醒，协和在最关键的事项上正在走下坡路。当今中国最需要的不是单纯的科学医学，而是品德高尚的人才。但是，如果能够遏制下行颓势，充分关注我已经很言辞温和指出的形势，协和或许能满足这两方面的需求。

柯克兰博士在信中无比痛心疾首，这让洛克菲勒二世忧心忡忡。但是，3月31日，他就要坐船游玩地中海了，所以没时间亲自处理此事。于是洛克菲勒三世应父亲要求，于4月2日与柯克兰博士进行了交谈。洛克菲勒三世向文森特报告称，"对宗教与社会服务部在当前支持下有效性的怀疑。他在信中概述了自己的所见所闻"。文森特的回复和之前一样，智慧巧妙、通情达理：

我很遗憾柯克兰博士有这样的感受，我在某种程度上能理解他为何如此揪心。要高效开展现代医学教育，同时兼顾虔诚的福音传道，确实是个难题。

他接着表示，不妨将此事交由胡恒德博士负责。今年晚些时候，胡恒德博士将前往北京，应CMB要求对协和进行考察研究，以"着手处理这一难题"。

此时，距离顾临与文森特进行的那场命运攸关的面谈仅三个月。顾临与文森特、洛克菲勒三世以及其他人的紧张关系固然是关键原因（这些人的支持对协和的发展至关重要）。但若不是当时柯克兰博士偏偏那么凑巧，介入其中，很难相信洛克菲勒二世会执意让顾临辞职。

显然，洛克菲勒二世相信，让顾临辞职会对学校有利。但他从未想过，协和的校理事一旦得知CMB理事会理事长要求他们委任的副校长顾临辞职，会做何反应。让远在中国的校理事会和洛克菲勒基金会、CMB之间建立起互敬互信的关系，一直是太平洋两岸的共同愿望，也为之奋斗多年，可如今，这一关系却受到了严重冲击，摇摇欲坠。

协和校理事会和CMB的关系

严格来讲，顾临并没有被解雇。CMB以一定的条件授意他从协和副校长的职位上退下来。这些条件包括：从他离开管理层之日起（大概是1934年12月）给予他一定的经济补偿；劝说教授委员会和协和校理事会聘用胡恒德博士接任；以及保证在9月回北京前，对整个情况保密。

与此同时，胡恒德博士已在劝说下放弃了芝加哥大学的职位，全职加入CMB，具体职责尚未完全明确。胡恒德博士本不愿离开芝加哥大学，但洛克菲勒二世一再坚持，盛情难却，他便同意了这一提议。而且两人也是多年的好友，他也不好拒绝。

顾临和胡恒德博士都意识到，胡恒德博士要长期在北京工作的消息可能会泄露，尤其是胡恒德博士离开芝加哥大学一事会影响到该校许多教学人员和行政人员。他们的担忧是正确的。到8月初，消息经康奈尔大学和纽黑文大学，辗转传到了纽约，但没有涉及与顾临职务变化有关的内容。顾临一直严格遵守保密约定。葛莱格博士和文森特也都同意顾临的意见，认为他应该写两封密信，一封给在他离校期间暂替其职位的狄瑞德博士（Dr. Dieuaide），一封给告假在南京担任国民政府卫生署署长的协和校长刘瑞恒博士。这样，他们就能了解实际情况，应对可能出现的谣言。

顾临的信仅仅简单陈述事实，并未流露任何个人情绪。信的副本寄给了在欧洲的文森特，他承认这些信是"以学校最大利益为考量写下的，我知道这种精神是我们可以依赖的"。在这场不愉快的事件中，可能没有人比受命让顾临辞职的文森特更能理解它对人们的影响。信的最后可以窥见他的心酸："在你启航前，我就不来见你了。谨奉上我最美好的祝愿。请对我尽量多一点包容理解吧。"

9月中旬，顾临离开纽约。在此之前，胡恒德博士已向CMB和顾临明确表示：当初有关方面劝说教授委员会和校理事会任命自己接替顾临做副校长，他对此非常不满。他为自己老友和同事的遭遇感到愤愤不平，也不愿意被纽约方面强行派到协和医学院。胡恒德博士表示他更希望被任命为CMB的特派代表或代理，按指示与协和校理事会商讨学校与CMB之间的关系，并亲自研究协和医学院的事务，了解这些事务对各方关系的影响。葛莱格博士说服了福斯迪克和洛克菲勒三世，称这个做法很明智，于是事情就这么办了。因此，顾临无须再说服校理事会和教授委员会任命胡恒德博士接替自己的岗位。

10月15日，顾临抵达北京，立即按CMB的要求去做。他首先向协和校理事会理事长周诒春博士进行了汇报，递交辞呈。

随后与教授委员会会面。周诒春博士和各位教授都感到惊愕且难以置信，立即要求撤回辞呈。教授委员会对顾临"为学校制定的方针政策和管理措施"一致表示"满意和信任"，为此，他们甚至集体实名上书请愿。此事直接报告给了当时在隔壁房间进行非正式商谈的四位理事。一周后，校理事会执委会召开正式会议。会上，大家再次表示对顾临辞职很是担忧。大家一致认为，学校高层行政实职领导辞职事关重大，会影响学校眼下和未来的福祉利益，应等校理事会全体成员尽快召开会议商议后，再行决定。会议还批准，发电报告CMB理事会理事长文森特，称对顾临辞职一事"深表遗憾"。"我们已与他共事多年……他尽职尽责、锐意进取、机敏老练、公正开明，把学校管理得井井有条。中国学界和政界也普遍认可这番评价。在所有重要事项上，他都确保在获得校理事会执委会的批准后再采取行动。在他的英明领导下，成功稳步提高了学校的科学地位。他的离职将给协和造成无法弥补的损失。"校理事会在电报结尾处声明，10月30日将召开校理事会特别会议，届时，执委会将提议顾临重新考虑辞职一事，并希望这一建议能够"得到您的支持和配合"。

文森特回信十分迅速，显然他已意识到情况的严重性。文森特又表示，由于CMB成员目前分散在世界各地，10月30日之前无法讨论协和校理事会的消息。因此，拟举行的协和医学院校理事会特别会议不得不推迟，等收到CMB的正式回复后再召开。

11月2日，CMB成员和理事在纽约召开了特别会议，出席会议的有：理事会理事长文森特、福斯迪克、葛莱格博士、冈贝尔（Gumbel）和秘书艾格莱斯顿。洛克菲勒三世和胡恒德博士缺席。自1934年6月14日以后，CMB就没有举行过正式会议。正是在那次会上，批准了在胡恒德博士向芝加哥大学告假期间，安排他对协和进行为期六个月的调研；也是在那次会上，顾临递交了他于4月21日辞去CMB驻华代表的辞呈。此后，CMB没有举行过任何一次正式会议。1934年夏天作出的重大决定都没有记录在理事会的会议记录中。在11月初的这次会议上，没有记录关于协和执行委员会来函的讨论情况，但回复校理事会的电报显示，CMB对自己所处的极其棘手的形势有着敏锐的认知。电报由文森特、福斯迪克和葛莱格博士起草，三人处理人际关系经验丰富，且深谙措辞重要性，显然，校理事会非常愤怒，他们知道如何措辞才能安抚校理事会的情绪，而不是激化矛盾。文森特作为CMB理事会理事长签署了CMB的回复电文，信中首先对协和医学院执行委员会"坦率表达意见的合作精神"表示赞赏。"CMB认识到，管理北京协和医学院实际是协和医学院校理事会的责任。"接下来便是一份声明，指出两个委员会的职责应"互补而非重叠……分属不同机构和官员……尤其应避免出现以前的情况——由一人同时担任北京协和医学院执行校长和CMB驻华代表"。CMB进一步表明，希望在中国有一名代表，"这位代表不是协和校领导"，而是"作为CMB与校理事会之间的联络官，向CMB解释协和的职能和需求"。此后又报道称："CMB理事会对任命胡恒德博士为北平代表的提议表示赞同，并希望协和校理事会告知，是否批准这一任命。"信息最重要的部分在接下来的两个重要声明中："协和校长或执行校长仅对协和校理事会负责，CMB承认协和校理事会有权利和义务决定其机构和教职工的任命。CMB于去年夏天与顾临达成一致意见，并完全愿意让顾临卸任。"电报最后，CMB让协和放心："CMB理事会对协和的发展很满意，和校理事会（负责学院切实高效的运作）一样，相信协和会在中国社会发挥越来越重要的作用。"

CMB历任理事长

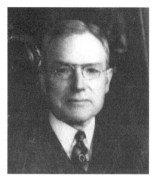

约翰·洛克菲勒二世
（1914—1916）
洛克菲勒基金会主席
（1913—1917）
洛克菲勒基金会理事会理事长
（1917—1939）

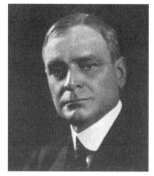

乔治·文森特
（1917—1928，1934—1936）
洛克菲勒基金会主席
（1917—1929）

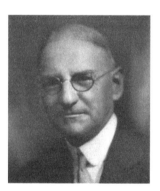

罗炳生（1936—1945）

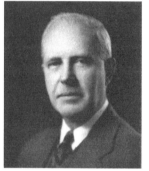

菲洛·派克（1945—1956）

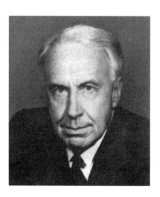

雷蒙德·福斯迪克
（1936—1948）
洛克菲勒基金会主席

医院院长

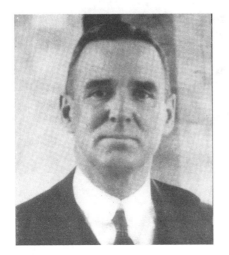

德怀特·斯隆博士（1922—1925）

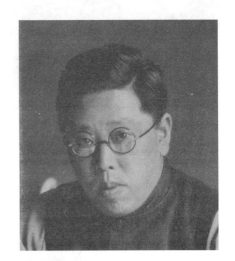

刘瑞恒博士（1925—1934）
校长（1929—1938）

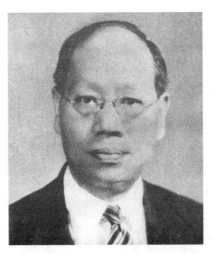

王锡炽博士（1934—1946）

"北京人"

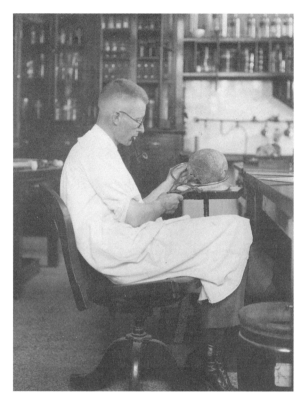

步达生博士

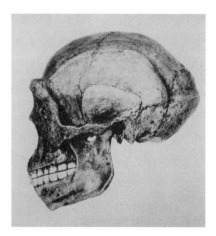

"北京人"头盖骨

历任护校校长

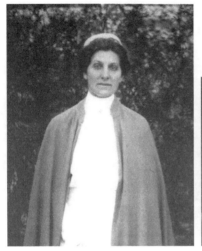

沃安娜（1919—1925）

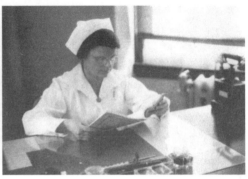

盈路得（1919—1925）

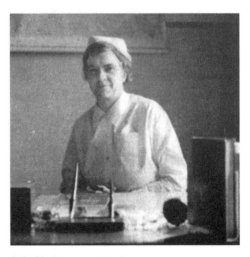

胡智敏（1930—1940）

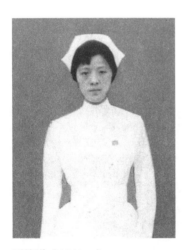

聂毓禅（1940—）

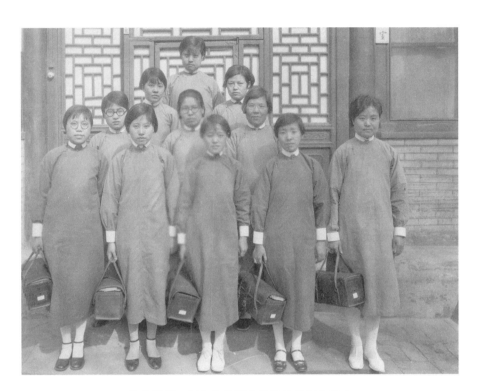

从北平第一卫生事务所出发的公共卫生护士

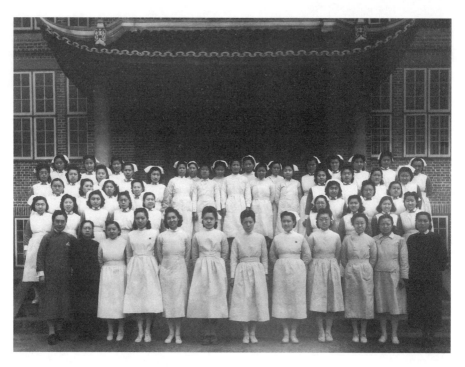

洛克菲勒基金会档案
在四川成都的协和护校的教职工和学生（1942—1946）

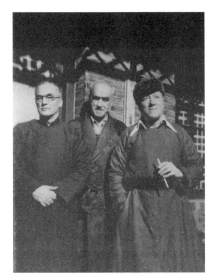

胡恒德博士、司徒雷登博士和鲍文在
1941—1945年间被日军软禁

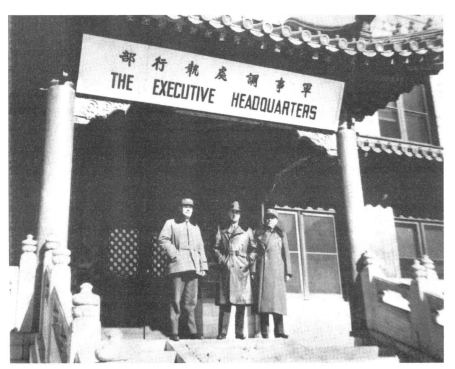

北京协和医学院在1946—1947年间作为马歇尔将军军事调处执行部

洛克菲勒基金会考察团（1946）

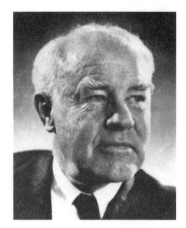

亚伦·葛莱格博士（团长）

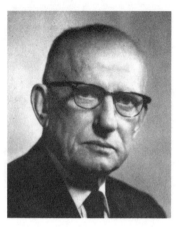

哈罗德·娄克斯博士

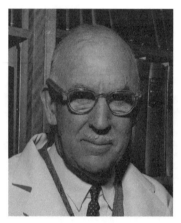

西德尼·伯维尔博士

北京协和医学院

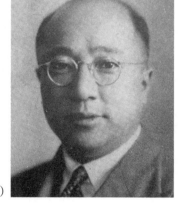

李宗恩博士
校长（1947—）

　　直到11月19日，校理事会才凑够会议生效所需的最低人数，但同时，执委会根据文森特的电报，建议校理事会全体成员请求顾临重新考虑辞去副校长的决定。11月19日特别会议的纪要显示，"我们从各个角度考虑了整体情况，无论采取什么行动，学校利益都至关重要"。经讨论，校理事会对顾临的"正直和对学院的奉献精神"表示"高度赞赏"，一致请求他"重新考虑辞去副校长一职的决定"。校理事会理事长经授权后，将此行动的关键内容以电报形式发给文森特，称希望此举能"得到CMB理事会的理解和支持"。同时，理事长还给胡恒德博士发电报，热烈欢迎他成为CMB代表。

　　发给文森特的电报到达纽约时，CMB正举行其延期年会，会议结束后，CMB回复周诒春博士："您对学院忠心耿耿，CMB很感激，CMB也认识到你们迅速地采取了行动，只是渴望为学校的最大利益服务，当然，CMB将继续在各方面合作。"

　　校理事会及中西方教育界、传教人士和商业界对CMB干涉顾临事务一事反对的声音此起彼伏，文森特迅速意识到，这不仅会关系到协和的未来，还会有损洛克菲勒基金会的形象。他认为，唯有福斯迪克能够安抚校理事会的情绪，让校理事会重拾信心与合作关系，并劝说洛克菲勒二世同意福斯迪克前往北京"帮助解决问题"。11月19日，CMB召开会议，正式邀请福斯迪克在即将到来的冬季代表CMB访问中国，并通过电报告诉周诒春博士，福斯迪克将于1月抵达，"就我们两家理事会的利益进行商谈"。周博士很快回复："非常欢迎"福斯迪克来访。

　　与此同时，顾临回应了11月19日校理事会请求撤回辞呈的举措，请求校理事会给他点时间，"斟酌应该采取的行动。"当地的支持让他感到很温暖，但并没有使他忽视当前局势的其他因素。顾临纽约的朋友比较了解当下局势，他迫切地想知道他们的评论和建议。他想等胡恒德博士到北京后与他谈谈，因为他非常担心如果他按原计划在12月底离职，学院管理可能会出问题。另外，他也不希望他的留任进一步损害校理事会与CMB理事会的关系，从而对学校需获得的财务支持产生负面影响。

　　12月28日，胡恒德博士抵达北京。此前，顾临在纽约的朋友们就告诉顾临，他们认为，"当下"顾临若继续留任执行校长，"不会对学校产生不利影响"，不过他们不确定长期任职是否合适。胡恒德博士对此表示赞同，顾临因此撤回了辞呈。但顾临本人还是希望，待到事情尘埃落定，不会影响学校管理秩序，再次提交辞呈。之后，顾临写信告诉葛莱格博士自己撤回了辞呈，信中，他表示自己应该为离开作打算了，"但什么时候离开呢？"如果再让教授们开会推荐继任者，教职工将会再次受到干扰，"如果要恢复学校正常的学术活动，也必须尽快采取行动"。

胡恒德博士作为顾临夫妇的客人，在北京待了三个星期。这不仅方便他们私下交谈，也表明他们私交仍然很好。在此期间，胡恒德博士重新了解了学校、人事和校理事会。他先同刘瑞恒博士及国民政府卫生署的其他人士在南京会谈，接着在2月初，赴上海与福斯迪克会面。他们一起考察了香港、广州和南京，然后再回北京，在顾临夫妇家又待了一个月左右，直到3月16日，福斯迪克离开。

在北京期间，福斯迪克私下会见了所有在京的校理事会成员，和每个人的相处都十分融洽。理事们发现，福斯迪克愿意充分、坦诚讨论整体局势，于是便直截了当地问了很多问题，譬如理事是否有聘任学校管理者的权利。福斯迪克回答道：如果新校长或副校长由校理事会自行选出，CMB绝不会干涉，但就顾临的情况，CMB认为需要为此负责，因为他是通过CMB到协和工作的。双方经过多次会议商讨，逐渐达成了共识：去年的危机不仅涉及摩擦和个性冲突。归根结底，还是那个老问题：协和、CMB和洛克菲勒基金会之间的关系是什么？

在福斯迪克离开北京的三天前，校理事会召开了年会。福斯迪克未出席，以此强调，自己的任务是和校理事会成员建立个人关系，相互理解，而非参与学校正式事务。本次会议上，顾临再次提交辞呈。顾临表示，自己和福斯迪克以及理事们都沟通过了，他们也都和这位纽约来客进行了交谈。事后，顾临得出结论："除非我离职，或是CMB基于福斯迪克的报告以及和（CMB）新成员的讨论，从而改变对我的看法，否则很难为协和与CMB的未来关系奠定让人满意的基础。"

福斯迪克离开北京之前，与校理事会理事长周诒春博士达成了共识，表示会向CMB传达校理事会希望顾临留任的想法，且会发电报告知周诒春博士CMB成员的意见是否有任何改变。若他们意见不变，校理事应批准顾临的辞职申请。等待回复的过程中，辞呈转到了有权采取行动的执行委员会。

4月底，福斯迪克按约定向周诒春博士发电报，称CMB对顾临的态度大体没有变化。顾临随即向教授委员会表示，自己希望任期到6月30

日，并敦促他们着手规划学校7月1日之后的管理安排。不过，教授们考虑到，胡恒德博士还在起草报告，要等校理事会审议后，才能清楚学院未来政策，所以目前在管理上只能做一些临时安排。因此，他们建议，1935—1936学年，由三位教授组成委员会负责管理学校所有行政委员会，委员会主席暂时担任执行校长，并与校理事会理事长密切合作，处理一切公务往来。经过投票，教授们选举马士敦博士、林可胜博士和吴宪博士组成该委员会。

1935年6月8日，校理事会执委会"百般不愿"地接受了顾临的辞职申请，并依照教授们的提议，设立了行政专项委员会。根据林可胜博士和吴宪博士的建议，校理事会任命马士敦博士为委员会主席，有权作为执行校长签署正式文件。

1935年7月1日，顾临将学校的管理工作移交行政专项委员会。他仍然是理事会成员：在1935年3月13日顾临第二次提交辞呈的会议上被重新选举为理事会成员，任期三年。校理事会通过很多方式表达对顾临的信任，选他做理事只是其中一种。在接下来的三年里，顾临通过校理事会日程表和会议记录与之保持形式上的联系，不过他没再参加过任何后续的理事会会议。

3月中旬，福斯迪克离开；12月中旬，胡恒德博士向CMB提交关于协和组织架构与教育项目规划的报告。这段时间，在行政管理上，校理事会与CMB之间的关系还算平稳。但是，这期间协和却经历了一次让人严重恐慌的内部事件；本来，中外教学人员已经培养起绝佳的团队精神和良好的工作关系，而这件事情可能让一切功亏一篑。

1934年12月，几名美国教职工利用顾临在CMB中地位不稳一事，企图拉拢中国同事，密谋罢免一个重要部门的教授兼主任，以便控制改组该部门，为自己谋利。他们的行径证实了此前的小道消息，给人当头一棒。几位忠诚的中国同事拒绝了他们，立即向顾临告发。接下来的六个月里，顾临深知自己不久便要离开协和了，但他除了处理自己的难题之外，还忙着处理令人苦恼的情况。为了避免事态恶化，各种方法都试过了，但都以失败告终。在教授委员会一致建议下，学校开除了三名异己分子。随后，这群人向有治外法权的美国驻华最高法院提起法律诉讼，指控学校不正当解雇，并要求赔偿。5月，弥尔顿·赫尔米克（Milton J. Helmick）法官参加了该法院在北京为期十天的特别开庭。6月29日，星期六，离顾临辞职生效还有两天的时间，赫尔米克法官裁定，此次解雇是"为维护学校利益"，"在任何意义上都完全正当……不需要进行赔偿"，但这些人有权获得"意外解聘后"的工资和差旅费（顾临最初确实提出过此事）。

在接下来的两周，其中一名异己分子煽动他人，对协和提起医疗事故诉讼，顾临与学校律师一起处理此事。法官以毫无事实根据为由，驳回该诉讼，至此顾临才前往北戴河的海滨度假地与家人团聚。一个月后，顾临一家离开中国，前往美国。

顾临32岁来到协和，为协和勤恳奉献整整二十一载。他曾是CMB第一次中国医学考察团的成员，积极参与并提出了对学校成立具有关键影响的建议。他还是CMB驻华代表，在学校早期夯实基础的阶段，密切参与了协和医学院建设事务，解决了许多管理及财务问题。他还担任过协和副校长和执行校长，将主要工作重心聚焦于通过引进高质量的人才和确保充足的财政支持，以实现教育上的最高标准。如今，学校的未来必须交到他人手中。对于他的朋友和同事来讲，这是一个悲伤的时刻；对他本人，也一定是一个痛苦的时刻。但是当他回顾起协和在过去的成长和取得的成就时，也是一个骄傲的时刻。

与此同时，胡恒德博士一直在努力重新了解那个他曾经非常熟悉的学校。顾临因CMB的举措而处境不佳，胡恒德博士又何尝不是。他自己曾有些懊悔地写道："对教职工来说，CMB大抵是一个神秘且充满敌意的机构，而我就是那个看得见的CMB。"胡恒德博士十分同情顾临，这使得他很难向CMB理事会报告学院现状。他没有辗转于各院系去询问那些经常怀有怨恨情绪的教职工，而是选择置身幕后，花费大量时间考察中国其他地方——如南京、上海、广州；摸清中国政府官员与医护人员的反应；了解"外国"社区和其他中国人对协和的看法；评估政治形势及其对学校未来的影响。7月1日行政专项委员会接手顾临的工作，胡恒德博士正在北戴河避暑，大部分时间都在写报告。这表明，新的管理层已经全权负责，管理协和。

3月13日，校理事会召开年会，胡恒德博士当选校理事会成员，同福斯迪克一样，他没有出席。他曾旁听了福斯迪克与校理事会成员的许多单独或集体的谈话。在最后一次与校理事会理事长周诒春博士的会谈中，在胡恒德博士的强烈支持下，福斯迪克建议，胡恒德博士"应CMB要求，对学校开展评估研究"，由校理事会任命一些医学教育专家，组成一个小委员会来协助他的工作。执委会对这一建议表示赞同，并任命刘瑞恒博士、林可胜博士、内科客座教授坎比·罗伯逊博士（Dr. G. Canby Robinson）和公共卫生系客座教授查尔斯·里奇博士（Dr. Charles N. Leach）组成委员会，为胡恒德博士提供"协助和建议"。

9月中旬，胡恒德博士回到北京。几天后，即在9月20日，他出席了校理事会特别会议，正式处理向纽约州的大学托事部提交的申请，将学院的临时章程替换为永久章程。胡恒德博士计划于9月24日启程前往纽约，向CMB提交报告。校理事会则希望，他能把这份报告先拿到这次特别会议上展示，并与之讨论。然而，胡恒德博士认为，他是应CMB要求准备这份报告的，在将其正式提交给CMB前，对报告进行任何正式的讨论不仅冒失，还不合时宜。胡恒德博士此举似乎绕开了校理事会，这让周诒春博士很失望。胡恒德博士得知后，告诉理事长周诒春博士，表示愿意提供一份报告的副本，用作个人参考。周诒春博士则回应称，除非所有校理事会成员人手一份，否则他宁愿不要。胡恒德博士不想得罪校理事会，连忙准备了报告副本，在会上发给各位校理事。根据会议纪要，胡恒德博士"做了简单发言，总结了为CMB准备的报告内容"。校理事会对报告内容暂不讨论，等CMB审议完报告，协和校理事会得到反馈后，再另行商议。

与此同时，在新成立的临时行政专项委员会的领导下，学校和医院开始正常运作。入学考试正常进行，招生规模达到历史新高，新生人数达到了30人，其中有五名女学生；9月12日学期开学时，本科生总人数为113人，另有72名进修生，其中10名学生参加的是每年开展的妇产科特殊集训课程，护校有41名本科生。公休或公费在国外进修的教学人员回校工作，而另一批人，因为类似机会而暂时离开了工作岗位。新聘员工也承担起了他们的职责。病房的平均床位使用率为88.7%，1935—1936年的医院院长报告提到，10月到11月，"华北政局动荡，一定程度上影响了公立和私人门诊诊所患者就诊，住院患者数量减少。但在这一年的其他时间里，所有服务项目都满负荷运转。"1935—1936年，各实验室和院系共出版发表189篇论文。从各个重要方面来看，学院运作情况良好。

再来看看纽约的情形。11月第一周，胡恒德博士到达纽约，但直到12月17日，CMB才凑齐会议生效所需最低人数，得以正式审议关于协和组织架构与教育项目规划的报告。在这份长达57页的报告中，胡恒德博士并未严厉批评现行做法，也没有建议对规划或方向进行重大变革。他对宗教与社会服务部门的讨论甚至与顾临的总结类似，包括"人们难免得出结论：必须想办法采取不同的方式……具体何时变革，如何变革都需要深思熟虑"。

基本上，胡恒德博士做的就是把所有信息汇总在一份方便查阅的文件中，因为大部分内容都是之前北京发给CMB的常规报告、电报和信函。葛莱格博士曾经敏锐地指出："问题不在于缺乏所需信息，而是纽约方面没有充分地认识到协和应该拥有什么和能做什么。"事实是，顾临已成为不受欢迎的人，因此他的报告得不到CMB的信任。与此相反，CMB完全信任胡恒德博士。于是，他的《学校状况》（*State of the College*）报告得以被采纳，"作为斟酌事务的依据"。基金会还对他"在准备研究时，展现出的细致入微、娴熟技巧与包容理解表示感谢"。

报告附有一份长达17页的文件，分析了"华北政治与军事形势"。当时日军愈发嚣张，屡屡进犯华北地区。这会对协和的未来产生什么影响？胡恒德博士得出的结论是："若其他条件不变，即使在华北各省建立缓冲区，学校的工作也不太可能受到严重干扰……目前似乎无需为这些可能会发生的事情感到焦虑……远东政局变化莫测，并且……未来几年，情况可能也不明朗。没人能预测未来几年，甚至几个月，情况将如何发展。因此，除非发生重大变化，对学校项目造成重大影响，否则无须主动采取任何预防措施。然而，要说不利影响，眼下的时局充满了各种变数和不确定性，CMB向中国转移资助资金要非常谨慎，否则会将中国校理事置于两难境地。"

校理事会向福斯迪克提出了几点建议，其中一条是：需要与CMB以及洛克菲勒基金会深入了解彼此的政策方针。福斯迪克对此进行了汇报，不久后，文森特致信周诒春博士，言辞热忱："根据贵校建议，你们很快就会收到一封正式信函，阐明洛克菲勒基金会、CMB、协和三者之间的关系。我相信这一答复清晰明确且令人满意。"在信末，文森特热情支持福斯迪克邀请周诒春博士作为CMB的客人在方便时访美，并保证他会"在此受到非常热烈的欢迎"。

几天后，关系声明如约送到周诒春博士手中。文森特的分析报告长达5页，他在开篇便表示，"希望该报告有助于'理清有些混乱的局面'"。他强调，所草拟的纲要代表"目前存在且我们已知的情况"，同时指出"胡恒德博士研究得出的事实和结论，也许可以佐证信中部分意见"。他详细阐述了协和①与洛克菲勒基金会的关系；②与CMB的关系；③与"CMB代表"的关系。文森特在信末表示，希望这封信能够"相对清楚地说明校理事会、洛克菲勒基金会与CMB三者的关系"，并表示"我们对协和校理事会充满信心，也对您的领导充满信心"。

文森特长期密切参与这三家机构的理事会工作，并在此基础上对这些关系进行了阐述总结。而这只是第一步，要达成让CMB和协和校理事会都能接受的明确声明还需努力。北京的校理事会也参与声明起草工作。下一步是在胡恒德博士提交报告后，CMB任命了艾伦·葛莱格博士、艾尔弗雷德·考恩博士（Dr. Alfred E. Cohn）和胡恒德博士三人组成委员会，负责起草"一份总陈述，呈交给协和校理事会，说明CMB认为在资金支持有限的情况下，学校的发展应遵循的原则和理想"。委员会和CMB其他成员对声明精心撰写编辑，声明后由CMB正式批准。1936年2月8日，胡恒德博士带着这份声明终稿从旧金山启航。

该声明包括了若干有待澄清的基本问题。接下来的几个月里，校理事会对此进行了研究讨论，并将讨论结果精简成一页声明，1936年9月26日经校理事会批准后，提交CMB审议。经过深入研究，CMB成员接受了这份声明的内容，并向校理事会提交了一份两页的新声明。新声明在保留旧声明要点的基础上进行了适度的扩展，以确保每个要点都清晰明确。1937年3月27日，校理事会一致通过了这一版本的声明。协和校理事会和CMB成员终于明确了彼此的职能和关系。

考察组

胡恒德博士离开纽约之前，被任命为CMB驻华代表。1936年3月1日，他抵达北京，开始执行CMB安排的下一阶段任务——明确限定学校获得纽约资助的程度，并在此基础上对项目规划和人事安排进行调整。

胡恒德博士发现，自己不在的这段时间里，财务已与行政委员会磋商讨论，做了很多准备工作，为制定1936—1937年度学校运营预算奠定了基础。1936年2月18日，预算最终提交校理事会审议，行政委员会建议校理事会任命一个委员会，负责"制定有关学校方针政策和办学目标的声明，借此对学校及其资金需求进行公正深入的调查研究，并向校理事会汇报调研结果并给出建议"。行政委员会还建议，任命胡恒德博士为委员会主席，成员包括所有院系部门的主任或执行主任、医院院长、护校校长和财务主管，并由学校会计主管担任委员会财务顾问。这些提议被称为"会计主管的建议"。

此处提到的会计主管是特雷沃·鲍文（Trevor Bowen）。1935年3月4日，CMB任命他为胡恒德博士的财务顾问，此后他就一直在北京工作。此前，他曾担任纽约社会和宗教研究所（Institute of Social and Religious Research）会计主管一职，该研究所由洛克菲勒基金会资助，于1934年9月解散。在那期间，他将研究所各项目预算成功控制在最初的预算范围内——CMB当时正在为协和寻找控制财务预算的人才，对他们而言，这段资历非常亮眼。

胡恒德博士到北京后不久，他和学校财务主管贝富德（Bradfield）都认为，鲍文若能多多参与实际的财务管理工作，就能更好地熟悉学校的业务管理。根据两人的建议，鲍文被任命为协和的会计主管，同时受CMB之托，担任胡恒德博士的财务顾问，协助他起草报告。这对贝富德来说是件好事，因为鲍文能帮他分担一些繁重的管理工作，而且是CMB支付鲍文的薪水，也不会增加预算支出。

鲍文作为会计主管，参加了行政委员会的会议，并参与审查了1936—1937年度院系部门的预算申请。他知道，CMB交给胡恒德博士的一个重要任务就是在1935—1936年度的预算基础上，大幅度削减1936—1937年度预算，他向行政委员会强调了这一点。虽然最终只净削减了6,598美元，但CMB认为，这是学校向正确方向迈出的一步。

鲍文建议任命一个专项小组，以协助胡恒德博士对学校进行调研，这表明他很了解胡恒德博士的想法。因此，在1936年3月11日校理事会年会上，该建议被提交给校理事会，此时胡恒德博士返回北京仅十天时间。他很快同意了，该建议也得到了校理事会的充分认可。

事不宜迟，调研工作迅速展开。1936年3月16日，应行政专项委员会主席兼学校执行校长马士敦博士要求，考察组成员召开正式会议。考察组成员均由行政委员会推荐，并由校理事会任命。胡恒德博士担任会议主席。唯一缺席的是财务主管贝富德，他在几天前就因长期拖延的休假而离开，整个考察期间都不在协和。

胡恒德博士先是总结了考察的初步目标：①在检验方法、数据资料的选择和准备方面，行动完全自由；得出的结论和建议，"仅受1921年设立、1936年重申的学校总目标的约束"；②不对学院运作的可用资金限额给出任何具体数字，但要记住"调查设计要节俭，这本身就是一项令人钦佩的成就。并要意识到项目本身具有的局限性"。

一周后，考察组决定，下设四个分委会，分别负责①教育政策；②运营成本；③章程和细则；④宗教和社会服务。在4月13日到9月1日期间，考察组没有召开全体会议，但在这段时间里，各分委会的资深职员除了承担教学、行政管理和临床任务外，还花了大量时间，认真对工作任务、职权范围进行了深入研究，并据此向校理事会汇报调研结果并提出建议。

6月初，胡恒德博士不得不向委员会和校理事会提供从福斯迪克处得到的信息。福斯迪克将于7月1日就任洛克菲勒基金会主席。消息称，CMB的收益已经减少至成立时预期收益的一半左右；而洛克菲勒基金会作为学校预算的补充资助来源，收入也相应减少。这意味着，现在必须优先考虑如何降低成本，而非教学质量。考察组的努力方向必须是找到"切实可行的最低水平"，使院校可以在此水平上运作。

各分委会艰难地调整的目标，以适应这一意外情况，胡恒德博士同时也写信给福斯迪克，分析其中涉及的因素，"期待得到您对措施提出的建议……因为我认为，无论校理事会选择何种方案来解决眼下困难，对洛克菲勒基金会在东方的项目都有重大影响。"胡恒德博士的措辞常常让人想起顾临早期的许多分析，虽然仍比较客观，但也逐渐有点偏袒协和："学校并非孤立无援。建校15年来，它所处的环境极为特殊，建立起多层重要的关系，在制定学校发展规划时，这些都是不可忽视的因素……就科学医学和教育而言，协和是亚洲杰出的机构……就在上周，中国政府提出一项非正式建议……以一个小型的非政治性中介机构为载体，由协和负责培养全国的医学与护理教师……无论这所学校的官方名字如何变迁，全世界都知道它是洛克菲勒的机构；这点可能令人遗憾，但是却引人注目。"胡恒德博士指出，中国政府将协和注册为大学医学院，纽约州的大学托事部又授予其永久章程，这意味着协和有责任满足自身在设备、人事安排和运营资金等方面的最低要求。是保持这些"基本的标准水平"，还是放弃，这个问题只能由CMB作为一个方针政策议题，深思熟虑后再来决定。

胡恒德博士指出，学校正在开展的工作，由"本质特点非常不同的却又相互依存的三个部分组成，分别是学校、医院、院区设施，而每一部分对整体工作又都是必不可少的"。院区设备的维护费用可以准确计算出来，这个数额是固定的，不能大幅削减。医院在资金方面提供了"更多的调整空间"。"资金可能极其充裕，抑或……少得可怜……无法满足教育目的。"协和医学院正仔细研究医学院与护校的变动，并维持1936年1月CMB备忘录中的标准水平，但是某些变革，特别是涉及向外籍人员支付的高昂费用，只能根据具体合同内容做出改变，一些人的合同还有几年到期。

在胡恒德博士看来，如果洛克菲勒基金会理事不再愿意对CMB收入与协和运营预算之间的差额予以补助，CMB还有三个选择。

1. 接受低于当前水平的教育。

如果决定要降低教育水平，就"必须公开进行"。应立即通知南京国民政府教育部和纽约州的大学托事部，因为这将可能影响到学校在中国的注册以及纽约州授予的大学章程。尽管薪资稳定，但仍有部分中西方教学人员因不满院校降低教学或研究水平而选择不再继续在此工作。需要准备好充足的资金，为提前解除雇佣关系的教学人员进行赔偿。"变革的重担……只能落在学校身上，因为基础设施设备基本上是固定开销，医院的开销也少不到哪里去。"

2. 暂时关停。

以胡恒德博士的判断，这样做并不明智，"因为这会让大量的投资不能发挥作用而荒废掉；……会使已经成功进行了15年的项目支离破碎，无法恢复"。此外，还会带来严重的政治后果，"在中国人看来，这种行为是面对日寇施压的退缩，是对中美友谊和善意的背叛。我觉得洛克菲勒基金会无法承受这样的后果"。

3. 折中方案。

这将意味着"与当前办学水平尽量保持一致，努力实现更低的运营成本，同时要遵守学校在章程中和其他承诺下的应承担义务"，若必要的变革行之有效，就要加快实施的步伐。他接着指出，匆忙进行"缩减"并不容易，在这样一个院校中各个元素互相联结，无法逐个处理，只能作为一个整体来处理。他警告说，即使学校以最低成本运营，其所需费用也必然会超出CMB目前预估的34.3万美元收益，并大胆推测实际成本将"高达60万美元以上"。

胡恒德博士总结道，尽管他的评论可能看起来是"特殊的请求"，但他是"试图不带偏见地看待这个极其有趣且重要的事业",并且"准备按照CMB的政策需求采取行动"。

福斯迪克收到这封信后,转交给文森特,文森特评论称,这份"精彩的论述"让他脑海中浮现了几个问题:

1.协和难道不是洛克菲勒基金会对中国的重要贡献吗?

2.办学质量难道不是成功的关键吗?与其庸庸碌碌,不如直接放弃。

3.如果洛克菲勒基金会在中国资源有限,难道不应该将资源集中给协和,而不是分散给其他项目吗?

文森特用这几句话总结了多年来皮尔斯博士、葛莱格博士、顾临和胡恒德博士对协和的基本共同理念,但洛克菲勒基金会和CMB的官方态度仍专注于节约成本这一目标。7月1日,罗炳生(Lobenstine)接替文森特成为CMB理事会理事长。他于1935年加入CMB,并当选为理事。同一天,他会见了洛克菲勒三世和罗伯逊博士,"讨论协和医学院未来的资金问题,因为考虑到CMB从洛克菲勒基金会这获得的1,200万美元资助收益锐减",而且洛克菲勒基金会明确表示"由于还有其他项目,未来无法继续像近年那样,每年提供大额拨款,或提供大量的额外资助以应对当前局势"。

胡恒德博士先前就提醒考察组成员:降低成本必须优先于课程质量,委员会成员将这一提醒铭记于心,最终制定了一个在他看来"既切实可行又安全"的预算框架。胡恒德博士向罗炳生描述说,"预算框架让部分为其投票的人悲伤且失望",同时,他预计这将"使大部分教职工感到震惊"。但胡恒德博士还是希望,全体教职工能和委员会成员一样,展现出"良好的忠诚与合作精神"。

9月1日—10日,考察组全体几乎每天都在开会。9月11日,他们召开了最后一次会议,就以何种形式向校理事会汇报进行了广泛讨论。考察组希望大家能明白,他们提议减少预算、缩减项目并不偏袒任何一方。最后通过的序言和决议充分说明了这一点:

鉴于本考察组最初由校理事会设立,其初衷是为了达成CMB备忘录中确立的目标;并且,随着理事会执委会主席在1936年6月27日的信函中给予的后续指示,本委员会的职权范围已有所调整。因此,兹决议如下:

考察组面前的现有提议获得通过，并提交给校理事会。该提案是基于当下有限资源而制定的切实可行计划，而非按照原先要求的保守水平制定的方案。此外，各相关部门和考察组提出的原始提案应当进行归档，为本考察组永久记录。

完成其使命后，考察组随即解散。

两周后，即1936年9月23日，胡恒德博士在特别会议上向协和校理事会提交了报告，请求审议考察组的调查结果。引言长达七页，胡恒德博士着重介绍了分委会提出的建议各有何显著特点。最显著的变化包括：①调整学校整体管理架构；②大幅削减预算，为达到"稳定"状态，将运营成本"尽可能地降至与安全相适应的最低水平"。这些行政提案请求精简整个行政管理架构，校务委员会（Governing Council）作为校长自动获得的委员会主席职权进行领导，通过三个部门运作：教育处（Educational Division）负责医学院与护校；医疗服务处（Medical Services Division）负责医院和城乡卫生事务所；以及运营处（Business Division），"协助校长管理学校除由校务委员会其他各部门负责的事项。"医学院和护校教务委员会的职能仅限于授予医学院和护校学位、颁发毕业证书、奖项和奖学金等。它们之前负责的行政职责由新组建的教育处承担，教育处由医学院和护校教学人员代表组成。

已制定出的稳定预算显示，1935—1936年净运营预算总计727,258美元，如今大幅降低至573,047美元。这主要是由于：①把领美元薪水的外籍员工换成中国员工，并用当地货币支付薪水；②下调薪资等级。向新计划过渡必须"循序渐进、流畅自然"，特别是在学术职位和薪资变化方面，只有当任期届满、辞职或调动导致有空缺职位时才会进行调整，职务或薪水的降级不在考虑之列。这意味着，需要数年，才能将委员会的所有建议付诸实施，因为学院的合同承诺将延续到1940年以后。

校理事会对报告的每一部分都进行了详细审核。在讨论期间达成了一些共识。其中，在需要对报告文本进行修改的地方都做了相应的修改。两处意义最大的修改涉及护校的入学标准和继续使用英语作为基础教学语言的问题，这两处改动清楚地表明了理事会对院长和护校教员的高度赞同，因为他们是护理教育更高标准的坚定倡导者。

经过长达五个小时的讨论，考察组的报告"原则上得到了批准通过，作为学院未来的运转基础",并提交给CMB,让其"根据该机构在给校理事会备忘录中提出的目标发表评论,并了解是否有资金在拟议的水平上开展学院的工作"。1936—1937年的预算未受稳定预算中规定数额的影响,但校理事会已指示相关负责人"按照稳定预算的总体思路"制定1937—1938年的预算;"只要目前聘用继续有效,或现任员工在职,所有现有职位和薪酬都应保持不变"。

1936年11月24日,CMB审议了胡恒德博士从北京带来的考察组报告和校理事会的建议。胡恒德博士提出的金额涵盖了运营预算的"稳定"数额,以及用于交通津贴、进修资助款、客座教授和出国差旅的年度专项美元常规拨款、CMB的行政预算:

	项目	金额（美元）
北京协和医学院运营预算	中国银圆1,638,115（汇率1∶3.2）	511,942
	美元开销	61,105
	交通补贴	50,000
	奖学金	32,000
	客座教授	25,000
	出国差旅	20,000
	合计	700,047
美国CMB管理费用	纽约办事处	30,000
	北京办事处	28,000
	建筑物与设备折旧储备金	25,000
	建筑物和设备的维修和改造等费用	10,000
	建筑物和设备的保险费用	7,000
	合计	100,000
总计		800,047

尽管CMB意识到实现预算稳定需要数年时间,但他们清楚地认识到自己已朝着这一目标迈出了重要的一步,并在看了报告后表示"赞赏"。CMB相信,学校能够在报告概述的总体规划的指导下,实现办学目标。双方将这些目标记录在有关CMB的职能与协和校理事会的关系的共同协议中。CMB还建议校理事会"若他们觉得一些举措与报告中的大致相符,且合适可取,可以采取进一步行动"。

出席 CMB 会议的还有协和校理事会执委会主席金叔初（Sohtsu G. King），他特地从英国赶来参加会议。他对协和很熟悉，很了解其存在的问题，并在 9 月参与了校理事会的讨论，因此能够对决议的正式措辞提出有启发性的意见。金叔初表示，校理事会欢迎 CMB 对报告提出各种意见和建议。得知此事后，艾尔弗雷德·考恩博士、坎比·罗伯逊博士和胡恒德博士等人组成了委员会，与葛莱格博士进行合作，共同研究考察组的报告，并根据报告中概述的总体规划，向校理事会提出他们认为可取的修改意见和建议。

实现预算稳定这一目标被正式采纳后，CMB 认为，现在可以正式向洛克菲勒基金会申请拨款，补充 CMB 的收益，以支持学校未来五年的发展。CMB 这次申请一次性拨付款项，而不像过去三年那样，每年都要提出请求。预算估算显示，开支在稳步减少，而 CMB 预期年度收入会增加，比此前预期的数额要高一些。CMB 仔细审查了这些预估结果后，决定申请 200 万美元，"用于维持协和从 1937 年 7 月 1 日至 1942 年 6 月 30 日，这五年的运转……各方一致同意，资金若有结余，则继续用于 1942 年 7 月 1 日至 1943 年 6 月 30 日学校的维护"。1936 年 12 月 16 日，洛克菲勒基金会通过了该申请，并指出由于 1942—1943 年的结余资金可能不能满足当年的需求，洛克菲勒基金会届时将准备考虑进一步的拨款请求。这一人性化的做法充分体现了福斯迪克十分了解 CMB 及协和的问题。

第四章

风云变幻

1937—1939

协和校理事会于1935年7月1日正式任命了一个由三人构成的行政专项委员会，该委员会在顾临辞职后接管学校的日常运营工作，任期一年，这显然是一个临时性的权宜之计。所有人都希望能有一位优秀的中国人担任校长，将他全部的时间精力投入这份事业中，但当时并无合适人选。自1929年5月起，刘瑞恒博士一直名义上担任协和校长，以满足中国政府所设定的相关规定与要求。尽管他才华横溢，完全有能力胜任校长一职，但他出任南京国民政府卫生署署长，因此无法在协和医学院再承担实质性的工作。

行政专项委员会保障了协和运转平稳顺利，令人钦佩。大家经过综合考虑得出结论，最好的解决办法是次年继续让行政专项委员会管理。于是，马士敦博士、林可胜博士、吴宪博士三人再度被委任，负责1936—1937年学校的管理工作。

随着《调研报告》（*Survey Report*）逐渐成形，所有人都清楚地意识到，要花费数年时间才能将报告中的人事安排和预算分配落实到位。这将是项艰巨的行政任务，特别是考虑到行政专项委员会主席马士敦博士到1937年夏天就该退休了，教职工们自然而然对此十分关注，在许多非正式会谈中也会讨论这个话题。

多次讨论后，众人达成共识：在按照考察组报告进行调整的两年或三年时间内，如果能让胡恒德出任执行校长，将对学校最为有利。12月4日，教授委员会一致向校理事会推荐，认为"胡恒德博士对学校从建校以来的发展历程了如指掌，熟悉学校开展工作的特殊环境，与考察组关系密切，又在美国管理过医学院，学校的教职工和远在美国的支持者对他都极为尊敬。综上所述使得他成为过渡期间引领学校前行的最佳人选"。

这一建议得到了校理事会的积极回应。此前一段时间，校理事会就认为，现在资金愈发紧张，在这期间，要想加强学校同CMB、洛克菲勒基金会之间的相互理解和信任，胡恒德博士是最佳人选。CMB原则上同意了校理事会的提议，任命胡恒德博士为副校长，但将最终决定权交由胡恒德博士本人，让他自行判断是否接受这一职务。胡恒德博士原本并不倾向于介入学校的日常管理工作，但在3月初他从纽约返回北京后，经过深思熟虑，确认自己能够得到校理事会及大部分教职工的全力支持，于是接受了这一任命。拟从1937年7月1日起担任副校长，任期三年。他表示，不论使用何种方式，愿意竭尽全力为学校服务。之后，从1937年6月30日起，他正式辞去CMB驻华代表一职，CMB对此完全支持。他做副校长后，只需向协和医学院的校理事会负责。

在入职协和前的这个春季，胡恒德博士在上海和南京参加了各种磋商和会议，讨论协和在国家开展的毕业后教育项目中发挥着什么样的作用。有些重要的讨论还涉及护校的项目。1937年1月14日，教育部授权将护校改组成了一个特殊的（传授）学校。九名护校的杰出毕业生参加了有关护校和办学的讨论。其中七人在其他机构担任重要职务，另外两人在协和医学院担任护理教师。其他参与讨论的还有：医学教育委员会秘书（协和毕业生朱章赓博士）、协和护校校长胡智敏、协和行政专项委员会的三位委员以及胡恒德博士。会议在原则上同意，开设基本护理课程，招收高中毕业生，学制为三年，并为学成后有能力进入教学岗位或管理岗位的人开设毕业后教育课程。

那年春天，令人欣慰的一件事是国立上海医学院（National Medical College of Shanghai）正式开学，其所属的上海医事中心（Shanghai Medical Center）也落成。中华医学会（Chinese Medical Association）的年会安排在同期举行，23位协和教学人员和胡恒德博士在上海既参加了年会，又参加了国立上海医学院的开学典礼。曾经，洛克菲勒基金会买下了一块地皮，准备在上海建医学院，安排胡恒德博士当校长，但该项目最终没有实现。后来，基金会卖掉了这块地皮，获得的资金用来另买了一块地皮，并在上面盖起了这些新校舍。所以，胡恒德博士能够出席这场开学典礼，实属一大幸事。此外，就任上海医事中心主任兼医学院院长的颜福庆博士曾在1927—1928年期间担任过协和医学院副校长，当时的军事形势迫使长沙的湘雅医学院关闭。这成为协和医学院对主要由其毕业生和前教员组成的新机构表示满意的众多例子之一；这也是创建者最初的目标之一，即看到协和在中华大地上的影响力越来越大。

协和还在考虑一个问题：是否应按照教育部制定的规定，申请正式的毕业后医学教育办学机构的资格。就教学安排来说，此类立项登记不会有任何影响，因为学校大多数教学部门已经在开展研究生培养项目，此举主要是为了让官方认可先前已开展的工作。教育部部长甚至在与胡恒德博士的一次交谈中表示，愿意给该项目拨款。胡恒德博士则回应道，鉴于学校日常运营的预算并无预期的增长，他建议最好是将政府拨款用于补贴那些由教育部推荐到协和的高级人才。胡恒德博士持个人观点，认为将政府拨款直接用于运营开支并非明智之选，因为这可能增加政治控制或干预的风险。他认为，必须充分保障协和在教育事务中的政策和行动自由。

针对这一事项，教授委员会随后展开了讨论。部分教学人员，主要是外籍员工，强烈反对立项登记，担心即使不接受政府的资金支持，仍有可能让政府有机可乘，得以干预并尝试控制医学院。胡恒德博士个人认为，只要涉及立项登记一事，协和面临的困难，和之前向教育部立项登记的那些年相比，应该只是小巫见大巫。各个专门的教务委员会在短时间内对整体情况做了深入研究。1937年6月19日，教授委员会举行会议，这是委员会最后的几场会议之一，因为不久之后，其职能就在7月1日并入了学校新成立的教育处。会上通过了一份备忘录，拟提交给教育部，接受"教育部的邀请，正式立项登记医学研究生院"。备忘录对校园设施、教学人员资质、预算规模、教学设施、教学场地等方面的问题作了正式回答，结语如是写道："本次提交立项登记申请，我们希望将我们的信念记录在案：真正的医学研究生教育，需要最大可能的自由度和灵活性。我们相信，教育部也会同意这一点。"遗憾的是，该计划并未实施。在不到一个月的时间里，日本完全对华北进行了军事控制，与国民政府教育部的合作再也不可能了。

行政重组

7月1日，胡恒德博士将担任执行校长一职，新的规章制度将在该日生效，还要准备建立新的行政架构，以确保过渡顺利。为此，医学院已经忙碌了好几个星期。

在接受聘任时，胡恒德博士就提出，管理层中应该有一位中国人担任医学院院长。章程细则里也规定要有这样一个职位，但该职位自1929年起就一直空缺。为了帮助建立新的行政架构，1937年6月17日，教授委员会召开最后一次集体会议，提名林宗扬博士任医学院院长，从1937年7月1日起任职。委员会做的最后一件事，是任命燕京大学（Yenching University）的路阿瑟（Arthur Rugh）到宗教和社会服务部兼职，负责协和礼堂的周日礼拜活动。尽管胡恒德博士认为，宗教和社会服务部很重要，有必要继续存在，但海斯任期结束后的两年，他和顾临一样，一直都没能找到合适的人选，来担任该部门的全职主任。

7月1日，星期四，新的管理层已经准备就绪。7月6日，星期二，校务委员会举行成立大会，之后教育处也举行了成立大会，详细阐述了校长和医学院院长的职责。第二天，校务委员会组建了医疗服务处和运营处两个部门。整个学校的管理机制开始按照新的模式运转。

学校之外，其他势力蠢蠢欲动。1937年7月7日，星期三，马可·波罗桥（卢沟桥）"事变"爆发，日本军队突然袭击并摧毁了驻扎在北京西南的中国军营。这一耻辱事件也称"七七事变"，它标志着日本全面侵华的开始。从那时起，日本控制了中国华北地区。

协和医学院并没有立刻就受到破坏性的影响。7月16日，胡恒德博士在写给罗炳生的信中第一次汇报说，内部过渡"似乎很容易就完成了，管理上几乎没有掀起波澜。"他接着在信中说，卢沟桥事变"令人痛心，但并不十分意外"。对于事件的结果，他委婉地写道："河北（省）和国民政府进一步脱离了……就我看来，还不需要担心这边会有什么危险……通信不可能长期处于中断……我觉得这里的生活不久就会恢复到比较正常的状态……我们已经采取了措施，保障基本物资的供应。我们煤仓里的煤还够烧两个多月，米和其他主食也够吃差不多同样长的时间……医院在照常运转，每个人似乎都很冷静，不过……从长远来看，情况很严重。我料想不会特别地扰乱我们的常规项目……我们和医学教育专项委员会一直在讨论毕业后教育培训的事情，这些讨论自然是受到了影响，而且毫无疑问要推迟，直到总体的政治形势更明朗一些，但（办学）宗旨和政策没有什么特别变化。"

7月1日，一项教学架构改革生效，要求校长根据教育处的推荐任命系主任。迄今为止，许多教授在接受聘用时，也要做系主任。为了满足新章程的要求，校理事会针对现有的不定期聘任合同，在确保落实合同其他条款的前提下，按照"取消合同须提前两年发出正式通知"的规定，要求立即取消不定期聘任合同，转而提供新的聘任合同。除系主任的聘任问题外，新、旧两版合同在各方面都比较相似。同时，校理事会认识到首要目标是降低维持预算的水平，于是任命了一些资深中国教授组成工作组，研究能否减少拿美元工资的"外籍"员工数量，之后向校理事会报告。

教授核心小组（谢元甫博士、林宗扬博士、林可胜博士、吴宪博士）在胡恒德博士的领导下，逐一审核了各个系，并指出，不久之后可能就能让现有的中国员工取代外籍员工。在此过程中，他们明确表示，会完全遵守校理事会和CMB制定的政策，指出"要保留一定比例的外籍员工"，以便继续保持"与世界前沿科学的同步"。工作组在报告结语处提出了一项具体建议："应当尽一切努力，在以下主要领域的至少一个分支中，常年配备一名常任或客座外国教授：生理学、病理学、内科学（包括各个内科专科）、外科学（包括各个外科专科及眼科）、妇产科学、公共卫生。"

一共有11位教学人员拥有不定期聘任合同，六位是"外籍教员"，五位是中国人，其中只有一位不是系主任或部门主任，其余10人此前都被聘任为"教授兼系主任"。校方及时且正式地通知了这10人，不定期聘任合同取消了，"只要接受新合同，取消不定期聘任的决定就立刻生效。"

虽然执委会毫无异议地通过了关于外籍专业人员的报告，但非中国籍教学人员必定会对自己的职业前景感到不安，也担心一再强调削减预算会影响医学院的教育质量。狄瑞德博士不愿接受新的聘任合同，而是继续担任1937—1938年度的医学教授和系主任，并根据其原不定期任命的条款，在最后一年休假。药理学教授范·戴克博士（Dr. H. B. Van Dyke）和眼科教授彼得·克朗菲尔德博士（Dr. Peter C. Kronfeld）接受了新的聘任合同，但在第二年双双离职，回美国追求更稳定的未来。另外三位拥有不定期聘任合同的人员分别是解剖学教授福泰恩博士（Dr. A. B. D. Fortuyn）、寄生虫学教授何博礼博士（Dr. R. J. C. Hoeppli）、外科教授娄克斯博士

（Dr. Harold H. Loucks），他们与五位中国教授一样，接受了新的不定期聘任合同。教育处适时建议，原职务任命中包括系主任或部门主任一职的，可以照旧任职。但是，确立了一项原则：各个系主任或部门主任的职务，不应长期由少数几个人担任。

直到此时，协和都还没有受到近期政治和军事动荡带来的干扰。7月13日，在胡恒德博士及新任医学院院长林宗扬博士的建议下，成立了规划委员会，由胡恒德博士任主席，五位中方教授（谢元甫博士、林宗扬博士、林可胜博士、李宗恩博士、吴宪博士）任委员。委员会的职责是：审核所有与校外组织（包括政府组织和私人组织）合作的提案；探讨是否能够为稳定预算范围外的活动争取利益和支持；与相关系主任磋商之后，向教育处提交详细的建议。医学教育委员会的秘书朱章赓博士、洛克菲勒基金会国际卫生部驻外主任兰安生博士受邀担任规划委员会顾问。

新的政治问题

卢沟桥事变后度过了一段相对平静的时期，但很快就被紧张焦虑的日子所取代，所有的通信都被迫中断。火车停运的时候，胡恒德博士被困在天津。他想和《纽约时报》（*New York Times*）的记者一起乘汽车前往北京，不料日军的轰炸导致通县的公路被堵。无奈之下，他们只得返回天津，直到8月4日才搭乘第一列火车回到北京。通常仅需三个小时的车程，这次花了九个小时。胡恒德博士在天津时，只能通过美国领事馆和总领馆之间的无线电专线与学校通信。

纽约方面极度担忧教职工的安危。但是直到7月30日，洛克菲勒基金会才得到消息：协和运转正常，士气很高，都很安全——"不必焦虑"，大家这才松了一口气。该消息由美国驻北京领事馆和洛克菲勒基金会上海办公室通过华盛顿特区的国务院发出。但纽约方面仍有疑虑，认为工作人员按计划从美国前往北京不是明智之举，于是CMB取消了航行计划。北京方面，四个年轻的中国员工都曾毕业于协和，现在获得了校理事会提供的奖学金，拟前往美国深造。然而，天津的护照办事处在不久前被炸成了废墟，又没有南下的火车，船也极少。虽然前景不容乐观，但这支队伍最终还是在8月11日离开了北京——他们挤进了汽车，而这些汽车的座位在预定出发时间前几小时就已经被占满了，几乎没有留下任何站立的空间供他们落脚。在天津，他们和四百个幸运儿挤在开往上海的船只甲板上，而岸上有上万人在等待着南行的船只。

信件和电报通信依然不稳定，且存在严重延误。同时，医院仍在照常运转，并为9月9日如期开学做准备。许多回家过暑假的人可能会发现无法返校，但已回到学校的学生则发现学校按时开课了。学校还作了特殊安排，帮助晚到的学生补习错过的功课、实验课和临床学习。

1937年8月4日，日军进入北京，并完全占领了整个城市，使得协和陷入了一种前所未有的非正常状态。学校的理事会成员中，除两位身处华北以外地区外，其余成员均分散在华东或华中，使得在紧急情况下难以与他们取得联系，更无法召集他们参加会议。在华北的两位校理事中，一人正准备尽快离开。如此一来，胡恒德博士只能面对这一现实——执委会连会议生效所需最低人数都达不到，更遑论作出最终决策。在与两位可联系上的理事（其中一位是学校顾问林行规）协商后，胡恒德博士采取了两项紧急措施：①在美国领事馆将CMB注册成了一家美国法人实体，并提交了一份CMB在当地的资产报表；②他亲自代表医学院所有者，对学校及其校园设施负全部责任。

8月18日，他向整个校务委员会全体委员报告：学校正处于一种"紧急状态"当中，需要冷静谨慎地进行调整，以适应目前的态势。在校理事会能代表学校重新正常履职前，将一直采取紧急措施。校方明确表示，不会对学校的现状进行任何根本性的改变，只要当前形势不变，胡恒德博士将一直留守北京，不会按原计划返回纽约。学校密切关注着食品价格上涨的情况。如果情况变得更糟，就采取措施，帮助工资较低的员工缓解压力。为了把学校在教学上受到的干扰降到最低程度，保持正常的日常工作是很重要的。

为了让教职工和学生经过天津的时候不被耽误或被日军扣押，事务处在天津开设了学校的分支机构，由贝富德负责。此外，他还可以处理货物的装运及采购事宜，并在通信继续中断的情况下，代表学校处理任何可能出现的意外情况。

理事会之间再生嫌隙

在这动荡的日子里，胡恒德博士收到了罗炳生写于6月30日的一封信，当时北京还是风平浪静。信中除其他内容外，还涉及了胡恒德博士于5月18日写给罗炳生的信，该信是在南京与教育部就协和医学院研究生项目进行交谈后所写的，信中提到了教育部长提出的政府可能给予补贴的建议。罗炳生还提到了于6月3日胡恒德博士写的另一封信，信中他表达了这样一个期望："希望学院能够在长期内稳定运营，每年的支出不超过80万美元，并且已经为这笔费用做了固定预算。"

罗炳生把胡恒德博士的两封信都转交给洛克菲勒三世过目。由于洛克菲勒的办公室和CMB的办公室都在洛克菲勒中心的RCA大楼（坐落在今天的纽约洛克菲勒中心——译注）里，所以两人交流特别方便，他也经常这样做。有时，信件不带批注就被返还。这一次，罗炳生被叫去开会。洛克菲勒三世感到不安，以免胡恒德博士给教育部长的回应会危及医学院以后拿到政府资金支持的机会，"在中国，政府提供资金支持似乎是一个靠谱的主要资金来源，能提供实质性的帮助"。罗炳生还在信中告诉胡恒德博士，洛克菲勒三世不想让人误以为他们肯定会每年提供总额80万美元的资助，并会以固定金额和不确定金额的方式分配，因为实际上能保证的事情是会向CMB提供200万美元的资助，但这笔资金要分五六年支付。如果抱着"每年都会有80万美元作运营经费"的心态，可能会导致医学院的管理层和教职工在节约开支方面有所松懈。

罗炳生的信到达北京的同时，纽约就发来电报，说他们取消了两位美国教授的航行计划，这跟胡恒德博士的提议恰好相反。胡恒德博士对信件和电报的内容都不满意，于是回电表示："纽约方面不应该未经讨论就否定我们的建议。在我看来，这是原则和程序问题。"

胡恒德博士接下来花了两天时间，给罗炳生写了两封长信。在第一封信中，他首先指出："学院目前是在沦陷区开办的，且这里很快就会进行政治洗牌。这将使我们与政府的关系、与本地的支持形成全新的非常复杂的局面。"接着，他阐述了自己拒绝教育部长提议所依据的原则。"（教育部）想把5万银圆投入学校的运转资金中。我的答复是，这笔资助的数目不到我们每年运营经费的2%，我不会为了获得这笔资助而牺牲医学院的自由，放弃我们对科学和教育标准的坚持。政府一旦出了钱，就会立即开始对医学院的政策和做法进行干预。我在接受了政府资助的私立大学里看到过这种情况，所以我坚决反对……校理事会理事长……完全同意我的观点，不愿让政府介入运营预算。"接着，胡恒德博士转而谈起了长期维持80万美元左右的资助事情。"过去两年，我们从90万美元（实际是897,907美元）的总运营开支里削减了25万美元左右，这数目大得惊人。当然你也能明白，在新的形势下，学校不可能得到像以前那么多的资助……尽管学校作出了种种改变，我依旧认为，协和是所优等医学院校。但是，学校经费已经被削减到了最低限度。1935—1936年度运转预算……和1938—1939年度运转预算之间的差别……表明我们不仅在可行的情况下尽最大努力厉行节约，以达到期望的目标；而且把用于广泛的多样化的科学研究费用都减到了临界值；所有这些都对学校的专业性，及其成为高水平医学院这一目标产生了影响。再放弃这个临界值，再这么削减下去，教育价值就是一纸空话。"最后，他警告道，"即使现在考虑该态势也并不为时过早，因为如果想要学校的状态在1942年发生显著的变化，需要长时间的准备。"

胡恒德博士以相对克制的言语，在正式信件中清楚地表明了自己的立场。写第二封信时，他则感到下笔更随意些，信件上标注着"私密"二字。这封信语言就更加直接，内容也"更加私密而尖锐"，他在信中表示，希望"绝不带个人敌意，并以完全乐观的心态"，希望不再作进一步的争论，而"主要是想私下跟你发发牢骚，顺带问几个问题"。他在开头就写道："如果不是这场莫名其妙的（且完全是人为的）战争，恐怕我已经在为秋天回纽约作准备，再不指望回中国来了。说白了，我对你在信中提到的前景一点兴趣都没有……但事已至此，我自然还是会留在这里，等到能保证和平，可以看到一条相对平坦的道路再离开。我的任务就是保持学校士气高昂、平稳运转，直到我们完全走出困境。"他在信中还简要谈了谈目前的政治和军事"动乱"大概会持续多久，然后回到了主题："你们对协和态度暧昧，拖拖拉拉，这让我很不耐烦。为什么就不能现实地面对一次情况呢？如果洛克菲勒基金会不想协和继续开下去，甚至不愿意维持最基本的教育水平，何不干脆看在上帝的面上，把它拱手送人？你们的想法——既想让马儿跑，又不想让马儿吃草，这让我心里无法平静。如若没有相应的资金，学校便无法办好。在这里一年没有80万美元就办不了一流的医学院。也不能指望中国政府，让其对学校一番折腾后，还不会造成难以修复的破坏性后果，我知道我在说什么。这是一个关键问题……需要作出明确的决策。要么学校停办，要么给学校拨款。然而，你在信里的提议却是在添乱。也许你是指望着，协和能靠着如今响亮的名声（这是实打实地挣来的）撑下去。尽管实际上它只是一具空壳，表面光鲜。开一所名不符实的学校，就是败坏教育道德，这一点我相信你也同意……你告诉我的内容……要真的代表CMB的意见，那我几乎完全不认同。我现在按我个人意见，向你——阐述：

1. 我认为洛克菲勒基金会应该适时向CMB捐助800万美元左右，使其年收益达到80万美元左右（收益率约4%）。

2. 如果上述条件没可能，他们就该考虑，是否已经准备好以定期补充资金的方式，无限期地维持一所好学校的底线水平。

3. 如果他们决意要逐渐减少资助，请务必告知我，我好试着另谋高就。我可以肯定地说，我所说的话也代表了所有与协和相关的外国人和中国人的心声。他们当中没有任何人愿意继续在一个让自己脸上羞愧无光的地方工作。

4. 如果他们想把医学院转让给政府或私人组织，我愿意帮忙找接手单位，但之后肯定不会再与医学院有任何瓜葛。

"如果你愿意，不妨把这四点看作我的信条，这样你就能明白，面对问题，态度明确对我来说是多么有必要。当然，我这番话只写给你看，讲给你听。你要是愿意，可以给福斯迪克看看。他既是好友，也是个聪明人。"

这番话以明确无误的表述，重申了鲍垂克、韦尔奇、西蒙·弗莱克斯纳、富兰克林·麦克林、理查德·皮尔斯、乔治·文森特、罗杰·顾临、艾伦·葛莱格以及亨利·胡恒德的观点，并有力地反驳了一再出现的为了节约而节约的主张。

胡恒德博士8月20日写的"私密"信件，于9月22日送到罗炳生的手里；"正式"信件是8月19日写的，直到10月3日，才和8月5日、6日、12日、17日以及9月10日写的信一起送达。这是因为，当时要进行任何有效沟通都很困难。连电报和无线电都好不到哪里去。大部分情况下，唯一可靠的通信方式就是美国领事馆的无线电，但只可急用，且需遵守领事馆的规章制度，有时会导致收到未署名且难以理解的信件。

对于胡恒德博士的反应，罗炳生自然感到懊恼，鉴于当时的情形，很后悔之前给他写了信。9月30日，他以安抚的口吻回信胡恒德博士称，福斯迪克认为，CMB和洛克菲勒基金会的态度都没有改变，并相信目前拨款过后，肯定会针对协和的未来拿出"让人满意的方案"。福斯迪克也以同样的口吻发了电报并写了信。对胡恒德博士而言，这件事已经圆满解决了，至少暂时是这样。

而对于协和医学院以及整个华北来说，1937年剩下的日子里充满了不确定。9月9日，学院管理层告知所有美国籍员工，任何希望遵照国务院的建议、在条件允许的情况下离开中国的员工，都可以终止工作，而不会对其合同特权或义务产生不利影响。然而，没有一位专业人员选择这么做。

与此同时，学校资深的和年轻的中国教学人员都承受着巨大的压力，他们要加入华北地区以外组织抗日的民间机构或军政机关。相当一部分人设法穿越封锁，到"自由中国"（非敌占区——译注）地区的各医疗和卫生机构任职。还有一些人刚从海外留学归来，一到上海或香港，就被调派到政府部门工作，未再回到学校。

有的人去了中国西部，胡恒德博士表示赞同，但他没打算主动关掉协和。他强调，他并未察觉到有任何充分的理由，能够促使任何人"仅仅因为日本军队的入侵行为，就为协和的存在而道歉——我们比日军更有权留在这里。我提议，大家继续工作，平和对待，保持愉快，直到被迫停止……当然，到那时我们可能就不得不关门了。但不是默默接受，而是大声抗议，让世界都听到我们的声音。"他还说："当年设立这所医学院就是为了帮助中国人，成为他们的灯塔，不仅能指引中国的科学技术发展，也能引领人道主义工作和精神的发展。如果这个时候医学院停止工作，那就太让人吃惊了。我们的中外教职工都在这里怀着渴望的心情，准备好要承担起必须承担的责任和重担。学生……正从全国各地涌来……这些年轻人希望我们能提供帮助，予以鼓励，我们不能让他们失望……迄今为止，各方都为我们正常开展工作提供了照顾和帮衬，对我们以礼相待。"

有的教学人员没有返回北京，他们留下的空缺很难填补。但留下来的无论是来自中国还是外国教学人员，都明白协和对振奋全校师生的士气和稳定的重要性。于是，他们全身心地投入了工作中。

9月9日，学校再度开学，有65%的学生回来上课。其他学生在剩下的几周里也陆续回来了，他们冒着危险几经辗转，或单枪匹马，或三五成群，最终回到协和。10月底，应有110名医学生报到，实际有93人入学，另外还有些学生因为无法返回自己的学校前来借读。护校满员了，虽然新生班级有人没来，但是因为战乱，有的优秀女性无法离开北京到国外留学，也不能前往中国其他地方学习，于是就转到了协和，填补了新生班级中的空缺。医院里的住院医师也已配备齐全。毕业生有69人。胡恒德博士报告说:"他们在接受培训时非常认真,表现出极大的热情,求知若渴。我们正竭尽全力……不仅要坚持给他们上课,还要让他们保持高昂的士气。"

一份标注日期为10月20日的报告,通过"可靠之人"送达分散在各地的校理事会成员。在报告中,胡恒德博士以谨慎且轻描淡写的笔触,总结了那段他独自承担决策重任的危险时期,令人敬佩。他谈到了教职工(尤其是青年教职工)面临的困境:敌占区的生活让他们心烦意乱;不能直接为国效力,参加抗战,又让他们很是烦恼。7月底,为响应教育部发来的通告,协和28名医生和护士组成志愿队,只要有号召就去从事医护工作。这个消息发送给了教育部,然而,教育部再没有任何回信。到了9月1日,这些志愿者再也不可能光明正大地离开北京了。唯一能离开的办法,就是给他们休假,时长不定,那以后每个人就只能自己想办法穿过封锁线了。

胡恒德博士向校理事会报告,只要战争状态还在持续,他就不能离开中国,所以他请鲍文把财务报告、1938—1939年的大致预算以及其他杂项的拨款申请带到纽约,交给CMB。10月25日,鲍文离华,贝富德也关闭了协和在天津的紧急办事处,回到学校担任会计主管和财务主管。

此时,地方当局对协和"照顾有加",没有出现任何限制或干涉的迹象。早先在煤炭、粮食和货币供应方面出现的棘手问题已有所缓解。前两个月,学校在当地的收入骤降,如今也开始回升了。因此,胡恒德博士觉得,"很明显……至少在可预见的时间内,是有办法能让医学院维持现状,不破坏学校的运行现状和项目进展的。我认为,这是一项重要的职责:如果把文化、教育和其他机构搬走,即使是必要之举,也会给世界留下不好的印象。无论这些机构所在的地区有没有被外国侵略者占领,这种做法都让人觉得,不加抗争就放弃了本就属于中国的领土和权利。我觉得,进一步退让妥协(即超过绝对必要的程度的退让),无异于引狼入室,是一种宣扬失败主义的态度。正因为有这样的想法,我目前正竭力确保医学院继续办下去并取得成效,还在尽力帮助其他有关单位——尤其是国立第一助产学校、中国地质调查所、新生代实验室——继续运转。我真心希望,CMB的其他成员也能认为这是一种稳妥且适当的态度"。

就这样,时间一周一周地过去了。面对周围变幻莫测的局势,教职工和学生都展现出了惊人的适应力。教学正常进行。医院对外界动荡感受最为深切。付费看病的患者数量大幅减少,而需要免费住院、免费就诊的患者则相应增多。这导致医院的收入大幅下降，而在预算里，这部分收入又极为重要。这一财政年度的前四个月，住院部收入同比下降35%，门诊部收入同比下降47%。考察组曾计划在稳定预算这一目标中稳步降低预算，可在这段艰难的时日里，要按照这个计划执行绝非易事。原本，预算就只是为学校在和平时期的活动而制定的，根本没有为战争或其他动荡情况下的异常活动留有余地。鲍文曾一度坚持削减预算，但面对此情此景，连他都评论说："额外的活动……如果要开展的话，就要从额外的渠道寻找资金支持……如果不重新制定明确的政策和计划，短时间之内想通过减少活动来大幅降低成本无异于痴人说梦。"

CMB接受了胡恒德博士提交的预算估值以及其他财务报表。鉴于无法获得校理事会的批准，CMB直接进行了必要的拨款。同时，委员会也注意到了胡恒德博士在理事会财产紧急状况下的行动，这些行动旨在保护CMB的财产。为了保护胡恒德博士，以防他受到质疑，CMB正式委任他为CMB特派代表，"如果协和医学院所使用的CMB的财产出现任何问题，且胡恒德博士认为难以或不能及时请示CMB，那么他有权代表CMB采取他认为是必要或可取的行动"。

1938年1月12日，协和校理事会执委会的三名委员构成会议生效所需的最低人数，在天津开会。这是六个月以来，校理事会首次召开正式会议。会议首先通过并将广泛传达一项决议：鉴于现处于战争紧急状态，批准授权胡恒德博士代表校理事会，全权负责学校管理及其运营，为期六个月。会议还同意，胡恒德博士可以在授权有效期内采取12项措施，例如向CMB递交各种拨款申请，供1938—1939年期间开销。正常情况下，这样的请求是要先提交给执委会审议的。按照规定，3月9日要召开年会，但届时不大可能凑足会议生效所需的最低人数，所以三人同意：为了继续有序地管理学校，执委会应暂时行使校理事会的所有权力，包括选举下一年的校理事会成员和学校领导。然后，他们"经校理事会全体成员批准"，开始选举1941届校理事会、校领导、执委会、财务委员会、审计委员会。执委会由五位常驻北京的校理事组成。1938届的理事顾临和张伯苓博士既不方便出席会议，又不便在委员会中任职，所以没有延长他们的任期。

执委会现在重新开始正常履职，于是，胡恒德博士的休假申请可能在当地条件允许的情况下得到批准。他想从3月初开始，休三个月的假，以便快速去一趟纽约。

尽管有充分的理由怀疑执委会是否能凑齐会议生效所需最低人数，但3月9日，胡恒德博士在去往纽约的路途上，还是成功在上海与五位校理事见了面。显然，这次会面无法处理正式事务。尽管这五位校理事未能出席上次执委会会议，但他们都在会议纪要的副本上签字确认，以此表明对当时所采取行动的认可与支持。

虽然本学年进展得还算正常，但5月初，教育处决定在医学院和护校教职工的联合会议上举行毕业典礼，只允许教学人员和毕业班的学生参加，这就证明学校周遭的形势并不平常。一般来说，协和医学院的毕业典礼非常隆重盛大，也对外开放，学术队伍会身着各色学位袍，穿过雄伟的汉白玉庭院来到大礼堂，校理事会及各路政要也会出席。而这一次，没人愿意邀请傀儡政权的代表参加典礼，还担心他们借机不请自来。于是，1938届、1939届、1940届和1941届毕业生的毕业典礼就这样举行了。典礼简单却不失庄重，教学人员身着学位袍，正式聚集在礼堂入口处大厅，授予学位和毕业证书；随后，一名学生担任司仪，召集毕业生集合，医学生身着协和医学院特有的制服，护校的学生则身着浆洗平整的制服，头戴护士帽；医学院院长和护校校长庄重地向校长介绍毕业生，校长则向毕业生颁发毕业证书；之后不到半个小时，全员就散会转到了"C"院（今东单三条9号院——译注），毕业生家属和朋友在那里等候迎接他们。

胡恒德博士离开的日子里，发生了两件事情，导致其他问题日益凸显，协和越发有可能被卷入其中。第一件事情是，伪"临时政府"的教育部发来"指示"，要求在6月13日所在那一周参加"反共压制运动"，还要求贴标语、喊口号。好在那个学年在6月10日就结束了，可以无视这样的指示，还不会与有关当局发生直接冲突。校理事会同意校领导的看法，未来不论发生任何情况，都要遵守协和医学院制定的规章制度，不得参与任何性质的政治活动。与此相关的一件事是：一天早晨，一个由中国"警官"和日本平民组成的"搜查组"来到学校，要搜查共产党的著作。这些人没有任何证件，校领导表示，除非他们出示官方文件，否则拒绝他们搜查。这群人没有抗议就离开了，但几个小时之后又带着可接受的相关材料回来了。他们在协和搜查了一小时，校领导高层全程陪同。之后，搜查队出具了一份证明，表示没有发现颠覆政权的材料（校领导则证实，学校在本次搜查中没有财产丢失）。这两件事上报给了美国领事馆，但没有要求领事馆采取任何行动。

在这之前的5月11日也发生了一件事，虽然并没有直接影响到学校，但是影响到了位于周口店的新生代实验室野外考察站。考察站是为了亚洲的人类学研究而设立的，解剖学系是其中不可或缺的组成部分。那一天，在当地活动的日军杀害了考察站的三名中国雇员，这使许多人心中愈发不安。

1938年7月15日，胡恒德博士返回北京。过去的两个月，他大部分时间都在美国寻找人选，来填补内科和药理学这两大方向的教授空缺。他还就协和医学院的内外情况参与了广泛的讨论，其中与葛莱格博士和罗炳生的讨论是最多的。到达北京以后，他报告说，"除了中国年轻人普遍觉得不满，内心也很躁动以外，协和一切都好"，从政治安全的角度来看，学校似乎是安全的。不过，刘瑞恒博士辞任校长，执委会需要采取行动。自1929年5月1日以来，刘瑞恒博士一直挂名担任校长，他所做的工作对学校来说意义重大。但是，学校也认识到，眼下如果接受他的辞职申请，可能有助于简化跟"外部势力"打交道的难题。于是，1938年7月22日，执委会接受了他的辞职申请，但也表示，希望他能够"继续关心协和的利益以及未来发展，毕竟多年来双方历经风雨，肝胆相照"。

这一年夏秋两季剩下的日子里，胡恒德博士继续通过长信与葛莱格博士和罗炳生讨论，三人在信中坦率地表达各自的观点，且毫无保留，大部分时间都是心平气和地沟通。与罗炳生的讨论主要关注两点：一是教职工的士气这一棘手问题；二是CMB应该在多大程度上关注此类内部问题。胡恒德博士承认，并非人人面对近期的变化都能保持愉快的心情。但他也评论说，他在爱荷华州和后来在芝加哥大学的经历——这两家机构最近都经历了"内部动荡的难关"——让他明白不能期待立竿见影的结果。如果罗炳生对任何具体事项感到困扰，胡恒德博士希望他能够直接跟自己说，而不要在没有与他沟通的情况下，就直接向教职工传达任何有关政策和程序的信息，即使教职工是他多年好友也不行。罗炳生非常严肃地同意了这一请求，表示"针对协和医学院的事情，自然是只跟校理事会或者担任副校长的你通过正式书信联系"。

在写给罗炳生的一封信中，胡恒德博士提到，"过去三四年由于形势所迫，不得不作财务上的调整，引发了一系列反应"。有时候，这些不满情绪非常严重，而且是直接针对胡恒德博士本人。对于中国年轻教职工而言，"在维持预算这一目标的方案之下，他们的岗位数量有限，工资也是固定的"。这就意味着，每年会有越来越多的年轻人被迫到别处求职，这自然会导致他们对未来感到焦虑，跟美国院校的现状很相似。"外籍"人员的变动，不论是由他们自己主动提出还是由校领导提出，也掀起了波澜。几个月内，学校三位资深教师相继离任，让人深感不安。"这段调整期很痛苦，所有这些也都是意料之中的事。大家或多或少有点怨气，这也无法避免，只能靠时间和冷静才能化解"。他预计，随着一些新聘用的人员到来，"旧有的不满情绪能够逐渐被冲淡"。但他也指出："战时的心理状态滋扰着大家的情绪。很多人对当前的动乱造成的后果感到担忧，因而处于极度痛苦的状态，那大家自然也就关系紧张。更何况，一个人无论是因为什么原因滞留沦陷区，都有可能招致自己在中国南部和西部的朋友的怀疑甚至憎恨，这是不争的事实。"他以更私人的口吻写道："学校发生了一系列不愉快的组织变动，大家的情绪很大程度上是对这种变动的下意识反应。从一开始，我就没有对要面对的困难抱任何幻想。可是，你又清楚地表达了你的不安，所以我在汇报的时候束手束脚，不敢把我看到的情况全盘托出。"信末，胡恒德博士写道："最后再唠叨一点。我这份工作极为难做，除非我作为管事的人心中充满信心，上面也给予支持，否则不可能完成。如果纽约方面不支持我，你一定要如实告诉我……我以前也跟你说过，只要有必要，你大可以随便去问问教职工对医学院现状的看法，但一定要适时将调查结果告诉我。否则，我对你以及我这个工作岗位都毫无用处。"胡恒德博士的这番直言不讳得到了罗炳生的迅速回信和理解。于是，纽约和北京之间愈发紧张的关系暂时得到了缓和。

与葛莱格博士的书信往来，主要是讨论胡恒德博士所说的"洛克菲勒基金会、CMB、协和之间的三角关系"。胡恒德博士认为三方都不满意。由于在目前的情况下，他似乎不大可能按照预期在1939年初返回纽约进一步面谈，所以他写了相当长的信，详细说明了他认为应该进行的组织变革。胡恒德博士则认为，成立CMB的初衷，是为了避免洛克菲勒基金会直接参与到协和的事务当中，但实际上它并未能做到这一点。"而就目前的情况来看，CMB并没有做任何洛克菲勒基金会本身不能更有效（并且动作损失更小）地完成的事情。"他写道，协和的校理事会一直摸不准CMB的职能以及它与其他机构的关系，一方面原因是"1934年CMB对协和医学院章程中所有权条款的行使。此举深深伤害了两边的关系，而这种不良影响可能会持续很长时间"。另一方面他认为，协和校理事会一直将洛克菲勒基金会看作真正的支持来源和最终申诉的地方，可能会毫无怨气、毫不怀疑地就接受洛克菲勒基金会通过考察和政策磋商等形式与他们合作。他再一次提到，整个东亚一直认为协和医学院的背后是洛克菲勒基金会，而这种看法肯定保护了协和"在过去15个月里不受迫害（或更糟糕的事），还有可能会让我们在未来几年免遭不测"。总结这番分析的时候，他指出，"这个三角关系的痛点在纽约"，如果能够以更直接的方式与洛克菲勒基金会对接，将"对协和大有裨益"。

葛莱格博士赞同胡恒德博士的看法，也把信转给福斯迪克、罗炳生、洛克菲勒三世这几位最关心此事的人看。之后举行了一系列非正式会议，CMB中具备医学背景的坎比·罗伯逊博士和艾尔弗雷德·科恩博士也出席了。这两位博士曾以客座教授的身份在协和医学院任教，如今双双开始怀疑自己在CMB中所扮演角色的实际价值。鉴于几个委员会之间的关系错综复杂，他们甚至在考虑从CMB辞职。讨论一致同意，洛克菲勒基金会尚未准备好把对CMB的资助提高到能让它资助协和的水平，但也不考虑在这个时候解散CMB，并恢复对协和的直接控制。与会人员一致认为，既然以前已经决定要拨款给CMB来补充其收入，那么眼下的权宜之计，就是洛克菲勒基金会立刻向CMB支付尚未拨给的200万美元。如此一来，CMB未来四年不用年年提交拨款申请，也可以推迟考虑行政关系的长远安排。

12月初，洛克菲勒基金会按照之前的安排召开会议，在会上制定了各种计划，正式采取行动落实这项权宜之计。之后，洛克菲勒基金会的理事会理事长洛克菲勒二世会亲自向胡恒德博士写信，告知这一举措，并请他注意，从今以后协和将只与CMB有关系。

1938年12月7日，洛克菲勒基金会的理事们召开会议。开会之前，写给胡恒德博士的信就已经起草完毕。这份最终文本先后经过洛克菲勒三世和罗炳生修改，最终由洛克菲勒二世定稿签字。在告知将把剩下的200万美元拨给CMB之后，洛克菲勒二世强调，此举不代表洛克菲勒基金会不再关心协和。"相反，目的是加强协和与CMB之间的工作关系，使双方更加满意，从而执行现有的政策。"接着他回忆道，1928年洛克菲勒基金会向CMB拨款1,200万美元，协和的土地、楼房和设备也全部归其所有，当时洛克菲勒基金会的想法就是要逐步退出协和的管理。"当时洛克菲勒基金会预见到，未来几年必须每年向CMB拨款，以补充其收入。也就是在那个时候，我们坦诚地说，希望能找到其他资金源（比如中国的资金源）来填上资金缺口，也相信这点能够做到。当然，过去十年尘事如潮，恰似桥下之水，不知流过了几何。那1,200万美元带来的收益已经下跌了，而除了洛克菲勒基金会以外，也并未找到其他渠道来帮助维持资金。于是，洛克菲勒基金会继续拨款，一直资助到1942年，所以目前的情况已经得到了解决。到1941—1942年期间，洛克菲勒基金会要重新考虑其承诺，希望到那时，形势变得更加稳定，让我们有可能为未来制定更具体全面的计划。"接着他解释道，之所以说这些，是因为他了解到，北京方面有人认为，CMB的存在是多余的，不如让协和直接与洛克菲勒基金会对接。对此，他的个人看法是，"即便真要考虑这个想法，对于目前来说也是极不明智的"。虽然1928年制定的计划未能如愿实现，他还是相信，曾经制定这些计划的理由如今仍然成立，并且"我们应该坚持我们的总目标，那就是把资助协和的重任交给一家单独的法人实体，完全独立于洛克菲勒基金会"。他指出，校理事会采取的措施是与总目标相向而行。

洛克菲勒二世得知胡恒德博士生病，很是难过，所以他在信的最后写道："万分诚挚地希望你能不那么忙了，让身体彻底地恢复。"洛克菲勒二世所提到的胡恒德博士的病情是贫血和他自己所述的"华北地区假性乳糜泻"的综合症状，自夏天以来就一直困扰着他。即便如此，他还是一边接受治疗一边履行管理职责，但病情也着实耗费他的心力。

1939年1月初，胡恒德博士、他的管理层同事以及校理事们觉得，当地的政治局势暂时平静下来了，足以让他前往纽约，向CMB报告学校在政治动荡中的状况，探讨学校未来可能的发展，并安排未来客座教授的项目。于是，1月30日他离开了北京，并在上海参加了推迟许久的1938年校理事会延期年会。参会人数达到了会议生效要求，并批准通过了执委会和胡恒德博士在过去16个月采取的紧急措施。之后，胡恒德博士乘船经欧洲前往纽约。校理事会延长了他的假期，好让他的身体在这趟漫长的航行中恢复过来。

3月30日，胡恒德博士到达纽约。洛克菲勒二世的信送到北京的时候，胡恒德博士刚准备离开。他没有马上回信，而是希望能在纽约直接讨论。他在CMB的办公室里，给洛克菲勒二世写了一封信，表示希望能尽快与其会面，同时向其保证："就我所知，中国没人对CMB感到不安。我自己会时不时思考CMB的职能范围是什么，和其他单位关系又如何，但这也仅仅是因为我想找到最简单有效的办法，来处理好我们在东方庞大而复杂的事业。我衷心地感谢您非常慷慨体贴地与我分享您的想法，全方位地解释了洛克菲勒基金会设立CMB的目的。我也很荣幸地向您保证，我和我的同事们已经做好了准备，将通力合作，实现洛克菲勒基金会的愿望。"两人就彼此都非常关心的话题展开非正式讨论，更清楚地了解了相关因素。

5月9日，胡恒德博士出席了CMB的特别会议，在会上报告了华北的政治和军事形势，提交了协和1939—1940年的预算。会议决定，1939—1940年期间，由罗炳生代表CMB访问中国，不仅要访问协和医学院，还要考察中国南部和西部，"以便会见不居住在北平的校理事，并搜集有关全中国形势的第一手资料。"

与此同时，胡恒德博士在美国四处奔走，物色未来几年的客座教授。他欣喜地发现有很多人愿意接受这一职位。在跨越太平洋返回中国的轮船上，就罗炳生秋季访问中国一事他写信表达自己的看法意见，希望罗炳生能够在初冬出席协和校理事会年会（1939）延期会议。他希望与罗炳生谈一谈他对协和未来十年的想法，"这些想法是最近在纽约与洛克菲勒二世进行的谈话中勾勒的"。

1939年8月初，胡恒德博士回到北京，发现情况很平静，学校也没有什么明显很严重的问题。秋季过得很顺利，只是大家越来越意识到，北京已经沦陷，信件和电报都会被审查，所以北京和纽约方面要万分谨慎，以免不小心提到在"自由中国"（非敌占区——译注）的某个人，继而给其身在北京的家人带来麻烦。

11月13日，罗炳生到达中国。他花了两个星期重新熟悉了协和的情况，又见了见老朋友，之后才和胡恒德博士一起前往上海参加校理事会的会议。他这次到访中国，也计划算是对往年胡适和金叔初多次访问纽约的回访。大家希望，CMB与协和校理事会之间的这种交流，能够让协和的校理事相信CMB将继续关心并支持协和，促进双方更好地认识两边共同面临的问题。

罗炳生没有从CMB带来具体的指示或任务。不过，虽然在去年夏天与胡恒德博士有书信来往，他个人仍然关心着机构内部的士气问题。于是，他打算"与各个人员（包括中西方教职工和校理事）私下偷偷谈一谈"，似乎想要借此调查大家的不满和委屈。胡恒德博士不可避免地获悉了这一情况。对此，他当然感到愤懑，认为这是在攻击他及其对协和的管理，是故意损害他在协和的地位。等到1939年12月4日，校理事会、校领导和罗炳生在上海碰面的时候，能明显看出关系非常紧张。

会计主管鲍文势头渐强，即便很快就能联系上运营处和校理事会的执委会，他也不事先跟任何部门商量，就自作主张，影响预算。胡恒德博士不在的日子里，这种情况尤甚，让校理事会深感不安。例如，CMB提供了补充生活津贴的特别拨款，补贴领取银圆作为工资的中国教职工。虽然校理事会也非常关心生活成本上涨的事情，但直到拨款真的下来，他们才得知是鲍文通过胡恒德博士发电报，建议校理事会如此行事。

还发生了另一件更为过分的绕过校理事会的事。1939年11月20日，即在延期年会的前两周，在北京召开了执行委员会会议。会上会计主管鲍文要求批准1938—1939财政年度的财务报告。报告显示，截至1939年6月30日，协和超支达到38,342.37美元外加40,776.58中国银圆，而校理事会对超支一事全然不知。除了要求批准财务报告，鲍文还提议，执委会可以先斩后奏，向CMB申请拨款来补上超支的窟窿，并再申请5万美元和10万中国银圆，用来填补1939—1940财政年度里预计会出现的类似超支。

经历了1930年初的不愉快之后，校理事会本就已经处于高度敏感的状态，认识到了小心制定预算和节约开销的重要性，要将支出控制在预算限额内。然而，让校理事会震惊的是，鲍文作为纽约派来确保大幅削减开支的专员，竟然会无视这些限制。执委会得知目前准备在预算中增加费用的事没有与运营处商议后，便直接把会计主管的提议转给运营处考虑，让运营处向校理事会给出建议。（校理事会并不知道，早在1939年8月7日，鲍文便开始通过电报联系CMB的财务主管，告知其超支一事。他们更不知道，CMB在9月28日的特别会议上已经通报了这些超支项目，并将其转给了CMB执委会，后者只要一收到具体的数字和解释，就会立刻采取行动。）因此，延期年会的议程里立刻加上一项：审议运营处通过执行校长转交的建议。这项建议的内容，正是申请额外拨款5万美元和10万中国银圆，来覆盖"因为汇率波动而升高的运营成本"。

校理事一共15位，参会的有六位，比会议生效所需最低人数的五人还多一人。这是一项紧急措施。在此之前，1939年2月6日校理事会多数表决，决定对章程细则进行修订，规定的会议生效最低人数为五人。胡恒德博士以校理事兼执行校长双重身份，出席会议。学校有两名财务，按照二人不得同时离校的规定，鲍文留在了北京，财务主管贝富德陪同胡恒德博士去了上海。

校理事会理事长热烈地欢迎了罗炳生，他回之以纽约CMB同事们向校理事会的问候，表达了他们对理事会的敬意，对学校不间断运作的欣慰，以及对预算削减这一艰巨任务以合作方式顺利完成的感激之情。罗炳生说洛克菲勒二世本人一直很关心协和的工作，并提到了三家机构之间的关系。最后，他发言总结了自己的观念：要实现协和创始人的目标，协和不仅要有学术表现，还要"在强大、高效、独立的本地校理事会的带领下，牢牢扎根于中国的社会生活"。他还承诺，CMB将支持协和校理事会实现这一目标。

校理事们对学院的整个财务运作问题持批评态度，针对财务报表的形式提出了许多问题，并指出"程序上存在一些不规范的地方"，要求执行校长予以纠正。他们要求，要么定期修订预算，要么定期向校理事会提交临时报告，在报告中将实际运营支出与预算的数字作比较。

由于会计主管鲍文缺席会议，担任执行校长的胡恒德博士就得阐明鲍文的观点：修订预算的做法与稳定预算的政策不相符，而最近采取的一系列措施，都是为了实现稳定预算这个目标。最后，校理事们要求会计主管按季度向他们提交报告，详细说明实际的运营支出，并与预算上的数字作对比。如果有数字与原来估计的值有偏差，还要附上解释。

胡恒德博士还提交了运营处的建议，即增加目前的运营预算。针对这项建议，运营处近期多次开会，才得出了详细的数据，给出了翔实的分析。这些材料提供了有力的支持，于是需要拨款5万美元和10万中国银圆的正式申请提交到CMB之后，CMB无保留意见，直接通过了。针对1938—1939年间学校的工作情况，执行校长作了综合报告，大家对此很关心，并进行了讨论。更让大家非常感激的是，"外部情况虽然艰难，但协和的情况令人满意"。

鲍文和贝富德分别再度当选会计主管和财务主管，但没有明确界定二人的职责。原本，贝富德希望把各自的职责划分清楚，这样也许还能防止鲍文越来越深地介入学校的业务和财务运转，把财务主管置于一旁。

总体而言，这次会议并不特别愉快。胡恒德博士沮丧地回到了北京，想着是否应该开始制定计划，在1940年6月30日任期届满时返回美国。当时，距离任期结束仅剩六个月。

第五章

暴风骤雨

1940—1941

在这时，有必要审视协和所处的政治与军事环境。当时，日军已经占领中国整个华北地区和东部沿海地区，且已经持续了两年以上。在协和，几乎每个家庭——无论是中国家庭还是外国家庭——都因形势所迫而分离，或者因未来的不确定性而将要面临分离。生活成本飙升，侵略军开始加强对生活各个方面的管控，审查和监视无处不在，朋友、同事突然失踪，人们不敢询问发生了什么，传闻称他们未经控告或审判就被日军关进监狱了。未来还会发生什么呢？西方战场日益扩大，这无疑是一个不祥的预兆。学校需要的资金还有多久才能安全到账？美国国务院再次施压，要求趁着海路依然畅通，帮助女性、儿童撤离。这种情况下有人大发雷霆，有误会产生，有人批判，有人不讲道理，这都不足为奇了。但神奇的是，尽管如此，大家都尽心尽力做好学校工作，完成目标，学生继续接受医学和护理训练，医院病房一床难求，门诊也是人满为患。实验室研究非常活跃，科研成果丰硕，1938—1939年发表了大约180篇论文，1939—1940年也是如此。1940年1月来了两名访问教授，分别是眼科学的弗兰克·布其博士（Dr. Frank E. Burch）和儿科的欧文·麦克夸瑞博士（Dr. Irvine McQuarrie），两位教授夫人亦陪同前来，麦克夸瑞博士还带着两个十多岁的女儿。两人的到来给大家带来了有益的些许安定感。

生活成本仍主要是需关注并不断研究的问题。此后半年，运营处召开了九次会议，几乎每次都会讨论此问题；最终形成了论证完善的建议，得到了校理事会的认可。

1941年2月21日，胡恒德博士告知执委会，他希望去重庆参加华北农村重建委员会（North China Council for Rural Reconstruction）的会议，学校自1936年起就一直是该会的会员单位。他想去那儿解释一下：为什么校理事会决定让学校退出该委员会，不再参与其活动；原因当然是该委员会目前已撤离华北地区，无法进行有效的合作。他还希望去内陆地区，收集关于医学活动的有价值的信息；并且与协和毕业生及在协和工作过的教职工重新联系。对此，胡恒德博士觉得不会被在北京的日本当局为难，毕竟，学校的员工和学生从未涉及政治。另外，胡恒德博士保证，预算工作进展顺利，而且他会及时返回参加3月27日的年会，于是，理事会终于批准了本次"内地访问"。

大多数校理事和教职工都同意胡恒德博士的看法，认为此次出行不会伤害学校。但当他们得知与之随行的是燕京大学校长司徒雷登（President J. Leighton Stuart）后，很多人都惶恐不安。显然，司徒雷登校长是个政治人物，据说还与重庆国民政府交往甚密。他们担心，无论胡恒德博士再怎么小心谨慎，不去干涉政治，日本人都会把他这次与司徒雷登校长的同行当成把柄。胡恒德博士相信学校不会因此受到伤害。从他回国到珍珠港事件爆发，这个时间段中发生的事件也证实——他是对的。

1940年3月27日，胡恒德博士如约回到上海，参加校理事会年会。和12月时一样，五位上海校理事加上胡恒德博士，凑齐了会议生效所需的最低人数。鲍文作为财务官员出席了会议。胡恒德博士汇报了他最近的行程，提到了学校医学毕业生、护理学毕业生、前员工和进修生的"出色工作"。会议持续了四小时，基本上都在讨论财政问题：1940—1941年的生活成本补贴以及预算方案。有意思的是，由于鲍文亲身感受到了变化无常的汇率，商品成本不断上涨，军事活动影响交通，以及随之而来的燃煤等生活必需品的单位价格飙升，他心中对于稳定预算的态度也发生了变化。之前管理部门所面临的残酷现状，他现在也得应对，这自然令他气恼。很快，鲍文将维持预算视为外部环境处于"正常"状态时的理想目标，但随着日本军队控制的地区越来越大，面对这一困扰学校的问题，这一目标看起来天方夜谭。

因此，当得知1940—1941年预算总额（包括当年的追加拨款）相较于1939—1940年没有明显下降，鲍文并没有感到心烦意乱。他向校理事会指出，当前条件下，准确估计出需要多少生活津贴是很困难的；并提议，由校理事会向CMB要求自行处理1940—1941年拨付的美元总额，以满足学校的需求。这样一来，就不会由于生活成本急剧上涨而导致延迟调整生活津贴。

鲍文的建议得到校理事会的积极响应。他们视此为一个机会，证明他们确实能够成为CMB和洛克菲勒基金会所期望的独立且负责任的学院事务管理者。于是，根据1940—1941年的预算，校理事会向CMB申请65万美元的拨款，以维持学校的运作，并留出一定的余额，必要时用作生活津贴及应对材料与物资价格上涨。

会议剩下的时间都在讨论常规事务，其中包括一项令人欣慰的提议：1940年9月15日，聘任聂毓禅（Vera Yu-chan Nieh 曾用名：聂玉蟾、聂毓婵——译注）为护校校长，接替胡智敏（Gertrude E. Hodgman）。聂毓禅本人就是护校的毕业生，现在成为护校首位中国籍校长。

随着新理事的当选，华北地区的理事人数足以使执行委员会迁回更为便利的北京大本营。胡恒德博士提出要求，他本人不再进入校理事会并重申自己的看法：校长不该在校理事会任职。与此同时，校理事会注意到，胡恒德博士的任期到1940年6月30日就要结束了，便请校务委员会推荐校长的合适人选。会议很漫长，最后特别提议：对执行校长、各领导、员工表示感谢，感谢他们"在如此困难的情况下，工作依然高效，并且对学生工作给予支持"。

胡恒德博士虽然对校理事会的诚挚感谢感到很欣慰，但他再次回到北京时，并不确定是否要接受连任。

4月17日和18日，应校理事会要求，校务委员会召开会议，考虑校长职位提名一事。根据制度规定，校长应由中国人担任。考虑到当下政治局势，大家一致认为该职位应保持空缺。代表学校各个部门的七人组成了提名委员会，一致建议再次任命胡恒德博士为副校长，此建议被校务委员会全员通过。执委会将此建议传达给了在上海的校理事会理事长金叔初，以期获得他对正式聘书的批准。

5月初，金叔初签署的聘书到达北京，任命胡恒德博士为副校长，1940年7月1日上任，任期三年。胡恒德博士没有立即回复；而是直至月中，在权衡各种因素后，回信给金叔初，表示接受任命。他在信末写道："非常感谢您过去一直给予我的帮助。我确信，未来在面对不确定或危险的局面时，还能仰仗您的帮助。"胡恒德博士一语成谶——他未曾料到，再次接受任命，竟相当于宣判自己成为日军的阶下囚，时间长达四年之久。

战时筹资

校理事会写信给罗炳生，申请为1940—1941年资金预算提供一次性拨款，还附上金叔初的一份解释函，信末还作出保证，若CMB因自身财务状况减少拨款，协和校理事会将积极配合，对项目作出相应调整。罗炳生将预算和附信发给了洛克菲勒基金会财务主管罗宾逊（E. R. Robinson）。在仔细研究了所提供的数额后，罗宾逊对所使用汇率的合理性产生了质疑，并对旨在覆盖可能增加的生活津贴及其他不可预测费用而提出的差额表示疑虑。他通过电报将自己的问题和困惑发给北京。校理事会回答了他的问题，提出了新的请求——要准备充足的应急备用金，并表示，校理事会需要提前了解哪些资金由他们自主支配。

5月21日（星期二）召开的CMB特别会议上提及了这则信息。那天有时也被称为"黑色星期二"：德军突破法国北部的盟军防线，逼近英吉利海峡。纽约的报纸报道了激烈战斗后的惨状。一战后重建的鲁汶大学图书馆（Louvain Library）被彻底破坏。人们意识到，德国很有可能取得胜利。但无论结果如何，重建遭到破坏的城市、城镇、村庄，以及学校等机构，无疑都将是巨大的工程。

在此背景下，CMB将协和申请的一次性拨款65万美元削减到48万美元，并按指定批次拨付。罗炳生给金叔初写信解释这一决定，讨论完汇率，他说，似乎48万美元既能满足学院的预算需要，又能提供足够的生活津贴。罗炳生表示，"我们很清楚，拨款大幅减少……难免会让校理事会和行政部门感到震惊"，"可能会被视为对校理事会缺乏信心的表现"，但他保证事情并非如此。"如果说要用一句话来精准表达CMB成员内心的共识，那就是：他们日益坚信，全方位加强校理事会的力量是不可或缺的。CMB深刻认识到，确保学校成功运作的关键在于拥有一个持续稳定、实力强大且具影响力的中国校理事会，并对校理事会成员代表学校肩负重任表示不尽感激。"

有趣的是，校理事会和胡恒德博士都并未对CMB大幅削减拨款提出异议。胡恒德博士在信中告诉罗炳生，CMB的举措"既没有出人意料，也没有让我们特别失望"。鉴于对世界大环境的普遍认知，大家已准备好

"积极地接受CMB的判断……现有运营条件下，我们将竭尽所能；若当地情况没有直转急下，我确信我们能够在目前提供的框架内运转。"

5月21日会议后不久，纽约得到了胡恒德博士已经接受再次聘任的消息。关于胡恒德博士该如何履行其行政职责，罗炳生有自己的想法，认为有必要和胡恒德博士讲清楚。他与洛克菲勒三世在夏季频繁联系，并向其诉说了自己一直以来的担忧。通过讨论，他们认为：或许该给胡恒德博士写封信，就处理好校理事会和职工的关系提出建议，与此同时，告诫他——未来形势并不明朗，不能指望不受限制的资助。

该由谁来写信给他呢？最合适的人选显然是洛克菲勒二世。他与胡恒德博士的深厚私交可以追溯到建校伊始——经历了顾临被解职这一不幸事件后，他亲自上阵，成功劝说胡恒德博士接手了棘手、吃力不讨好的重组任务。1938年，他还给胡恒德博士写信，支持洛克菲勒基金会-CMB-协和三方关系维持现状，并强调未来资助的各种不确定性。洛克菲勒二世拿到几份相关报告与信件，以及几条草拟的建议，而1940年10月2日的终稿毫无疑问出自"小洛克菲勒"（洛克菲勒二世）之手。

在纽约方面讨论这一切的同时，学校仍在尽可能保持正常运转。1939—1940年的校长年度报告（Director's Annual Report）开篇就提到最近几个月的"重大事件"，这些事件可能会"严重影响"学校。欧洲和远东的战争可能会严重影响像协和这样的国际事业。胡恒德博士表示，领导们一直将这一"基本事实"铭记于心，正在为学校的安全和福祉设计应对意外事件的行动方案。他指出，"现有条件下，不可能预见未来，日常生活的方方面面——社会、政治、军事——变化如此迅速，以至都不要想什么深谋远虑，行政管理措施只为满足当下需求"。这并不是说有任何"燃眉之急，或者某种已预见的具体的危险；核心问题在于，我们不能像半年前一样保证学校能继续维持下去"。

尽管如此，协和还是用了整个夏天为新学年做准备。第一个学期于1940年9月开始，共329名新生，而去年是281人，1938年255人。虽然大部分新生都来自附近的燕京大学，但也有来自福州、广东、上海、苏州、南京的学生，甚至还有一名从伊利诺伊大学（University of Illinois）冒险前来的美籍华裔学生。

无论是教职工还是学生，所有人都一心想维持学校正常运作。按惯例，为新生举办派对和迎新会。随着时间推移，校历上出现教学人员医学会、实验生物学与医学学会的北京地区会议、北京博物学会和一些不太正式的团体召开的会议；其中一个名为"临床前期茶话会"，另一个于两三年前由胡恒德博士创立，名为"教学人员会谈"，每月在校长家的客厅开会，广泛讨论各种非医学问题。自1940年1月，宗教与社会服务部就一直在全职主任格里菲斯牧师（Rev. O. A. Griffiths）的积极领导下，积极开展工作。他们依旧在大礼堂举行周日晨祷，还鼓励开展各种各样的课外活动。

外部环境引发了内部管理上的变化。其中之一便是，校务委员会的教育处建议，现任医学院院长林宗扬博士任期于1940年6月30日结束后，将这一职位暂时搁置，由副校长承担医学院院长的职责，直到出现更为有利的形势。林宗扬博士继1937年被同事选为医学院院长后，连续两年当选，是一名令人钦佩的院长。他和胡恒德博士共事得很愉快。胡恒德博士遵守"把职责移交给中国的教职工与教学人员"这一明确政策，将主行政楼的校长办公室让给院长，他自己的办公室还在校长府邸英氏园。然而，鉴于当前政局的动荡不安，教职工们普遍认为，将学校的决策权集中于一位非中国籍人士手中，对学校的稳定与发展更为有利。由于医学院院长职位空缺，7月1日，胡恒德博士将自己的办公室搬到"C"楼（今3号楼——译注），这一举措受到了教职工们的欢迎。他们认为胡恒德博士的到来为他们提供了保障，使他们能够更密切地参与解决因外部局势日益不定而产生的诸多问题。

大约在11月中旬，胡恒德博士收到了洛克菲勒二世的信。洛克菲勒二世两年前写的那封信主要内容是，洛克菲勒基金会许诺给予CMB 200万美元，补充其收益，以支持协和。1940年4月，洛克菲勒二世在退休之际，向洛克菲勒基金会理事会致辞，长时间谈及协和以及洛克菲勒基金会与协和进一步的关系，于是便有了今天这封信。他当时表示，除了CMB手里已经拥有的用于支持协和的资金外，希望适时向CMB额外赠予500万美元，用于学校运转，这是最后一笔赠款（时称"最终礼物"——译注）。信中，洛克菲勒二世提到那番话，他写道，他说要是洛克菲勒理事会投票通过这笔数额，他将"非常满意"。他认为，考虑到"所有情况"，理事会"极不可能"会同意提供更多资金，但他衷心希望理事会不要投票通过比这笔数额更少的款项。

洛克菲勒二世提醒道，即使得到了这笔额外资金，仍有必要调整、削减，甚至关闭某些服务或部门。他引用了自己此前向洛克菲勒基金会理事会提出的令人惊讶的建议："要想自食其力，也许只能放弃北京的地址和院区，然后从捐赠基金中取出100万或更多美元，在中国最具有战略意义的中心地带，建立一个设施简单得多、运转成本低得多的学校。"不过，他确信，无论采取何种措施，都不会"严重损害学校的作用，也不会违背其创立的初衷，事实上，重新调整可能正是福之所倚，长远来看，只会让学校更为强大，更好确保其继续发挥作用"。

正是这些话，才让罗炳生和洛克菲勒三世认为：问题的核心，不是要强调钱，而是要强调管理层、校理事会、教职员和学生之间全心全意合作的精神……这些群体以及洛克菲勒基金会和CMB的理事会成员，现在都在期待您能传授——正如您能够做到的那样——那种鼓舞人心的领导力，那种无私地为公共利益而服从的精神，以及这种在当前极其需要的、全心全意的合作精神。若没有这种精神，即使再增加数以百万计的资金，学校都会辜负创建者的心血，有辱使命。

接着，洛克菲勒二世回顾了在建校伊始时的慎重考虑，"在适当的时候，协和应由中国人接管、维持和运营，让他们在校理事会、教学人员、工作人员中逐渐占据多数"，并进而提出了一个问题："学校已成立二十年，这些年是否算'合理期限'；中国人有能力，且应当明确接手学校未来财政与医疗职责的日子很快就要到来……无论职位交接的时刻是否已经到来，重要的是这样的交接既必要又可取，并且应立即着手为其做好准备。"

信末，洛克菲勒二世以其独有的亲切风格，向胡恒德博士保证"我们会全力支持你，我们的深厚友谊始终不渝"，他想起多年前，胡恒德博士曾从山东匪徒手里解救出他的姨妹露丝·奥德瑞奇（Lucy Aldrich）。洛克菲勒二世说："感谢上帝，北京协和医学院的未来掌控在这位勇气可嘉的人手中。他那时候没有让我们失望，现在也不会。"

胡恒德博士收到信时，感受到了对方写信寄信时的真挚和热忱。整个秋天，他都专注于保全学校的财产和项目，面对即将发生的政治变革与潜在的困难时，保持员工的士气，同时悄悄地制订行动计划，以应对当地可能出现的任何变动。洛克菲勒二世的信于11月中旬到达北京，三位校理事和他的高年资同事一致认为，目前情况允许，胡恒德博士应前往上海，向七位校理事（包括理事长）汇报学校情况，讨论洛克菲勒二世来信对协和未来的意义。于是，胡恒德博士于11月26日离开北京，在上海参加了多场会议，于12月14日返回。他在一份临时报告中向几位校理事保证："只要条件允许，领导和教职工都会坚守岗位，全面积极地开展工作。"但他也提醒，"学校难以为继，因为物资供应和煤炭的发放都掌握在日军手中"，一旦燃煤断供，不能确保学校的最低需求，那就"只能在几天内转移所有患者，关闭医院。我提到这些可能性，并不是确信它们会发生，而是想让诸位了解我们面临的情况，因为战争的进程已经到了一个关键时刻"。

1940年12月5日，所有在上海的校理事会成员聚集在一起开会。由于没有达到会议生效所需的最低人数，会议不得不以非正式形式进行。会议没有留下正式记录，但从1940年12月12日，校理事会理事长金叔初写给洛克菲勒二世的信中，我们可以看出几人对洛克菲勒二世给胡恒德博士来信的反应。校理事会成员认为，除非学校已无法再在北京开展工作，否则搬迁校址会"引起疑虑，相当于说，该地区的教育项目已经完结"。另外，他们觉得，"中国西部的暂时形势"不"值得认真考虑在那里长期开展医疗工作"。如果必须进行大幅缩减，校理事会希望，葛莱格博士能先对当地情况展开彻底调查，并就如何继续下去给出专业建议。至于政策改变是否会让学校和国家医学教育计划的联系更为紧密，校理事会认为，"长远来看，协和已经打下了高标准的基础，这为中国未来的医学事业提供了最好的领导人选。"金叔初强调："校理事会和您同样认识到，学校的精神必须保持下去，这很关键……还认识到，必须信守维护所作出的承诺；并且永远荣耀地信守承诺。"金叔初继续说道："关于加强整个学校的忠诚与合作精神，我们……向您保证，我们完全赞同应促进学校的福祉，推动管理层和教职工各自的工作，鼓舞学生的士气，这是我们一贯的目标。"金叔初接着说，校理事会"非常荣幸地看到，您认为我们应承担更多责任。我们已经担负起了学校管理、制定并实行学校政策的责任，并希望在适当的时候能够安排我们担负财务责任"。

信末，在考虑了洛克菲勒二世向CMB提出再追加不少于500万美元捐款的建议后，金叔初就学院未来的资金筹措问题发表了评论：首先，校理事会完全同意"无论采取何种措施，都不会损害学校的用途，也不会违背其成立的宗旨"。金叔初回顾了洛克菲勒二世在揭幕典礼上的致辞——洛克菲勒基金会的一大目标是"在中国建一所医学校和医院，其水准能与西方文明中的一流院校不相上下"；同时将运营成本控制在一个"保守的水平"。金叔初还写道："校理事会担心，在拟议的捐赠范围内，难以维持一所'真正优秀的医学院'。"他再次表示，希望葛莱格博士能"来帮我们根据中国的需求评估实际形势"。

第二次世界大战对西方教职工的影响

根据美国国务院发布的紧急通知并在征得CMB的同意后，胡恒德博士就协和的美国人员家属撤离中国一事与上海的校理事会成员进行了详谈。11月，两位美国职工的妻子和子女离开北京，登上了美国当局撤侨专用轮船中的第一艘。其他教职工家属并不确定该如何行动，于是向学校管理层寻求指导意见。胡恒德博士表示，上海的校理事会成员经过讨论，"一致认为校理事会应敦促相关人员听从美国国务院建议"。他们让胡恒德博士向北京的执委会提出该问题，以便"正式实施该决定"。一回来，胡恒德立即着手做这件事。1940年12月23日，执委会采取正式行动，"敦促外籍妇女、儿童（女性教职工除外，她们聘用条款中包含专门的保险规定）离开中国，所涉旅费由学校支付。这一措施不是强制的，各家庭可以根据自身情况自由选择。决定留在中国的职工家庭，应通过执行院长将这一决定及其理由告知校理事会，并愿意承担一切后果"。该措施还包括少数非美籍的西方职工家属，如果当地发生重大变故，他们也有可能受影响。

紧接着的两个月里，五个"家庭"按照规定离开了，另外六个家庭决定留在北京。留下的每个家庭都签署了一份声明，表示"愿意承担此时决定留在中国的一切责任"，校理事会和学校管理层由此免于承担"因这一选择而产生的任何责任"。冬季慢慢消逝，越来越多的职工妻子和子女相继乘坐"总统船务公司"的班轮——柯立芝号（Coolidge）、皮尔斯号（Pierce）、塔夫脱号（Taft）——离开，留下的人住到单身宿舍，或是搬家与留下来的家庭同住。

1941年3月26日，胡恒德博士再次来到上海，这次是来参加延期的（1941年）年会，九位校理事出席，这实际上占理事会全体成员的多数，是自1937年3月27日以来参会人数最多的一次。议程不包括争议性的问题；与上个年度预算相比，本年度以美元和本地货币规划的预算没有出现重大变化，由CMB决定美元拨款的汇率。有趣的是，当CMB在两个月后应请求拨款时，其算出的总额为510,500美元，比上一年多30,500美元。

对于很多校理事会成员来说，这次年会是他们几年来第一次有机会能彼此交谈，并能与胡恒德博士面对面交谈。此次闭门会议持续了五个多小时，大部分时间都在讨论现有政治与军事局势下学校的未来。胡恒德博士的临时报告涵盖了自1940年7月1日以来学校的状况，与会者根据报告交流了看法。报告开头，胡恒德博士表示，人们无法总是清晰地预见未来，这也许是件好事，"因为勇气可能会因所预见的未来而动摇"。他又说："眼下我们度日如年，就盯着手头的需求和任务，没有精力勾画未来。"尽管如此，"从学校主要目标实现情况来看，1940—1941学年可能是协和创办以来最成功的一年……学生人数（医学和护理的研修生和本科生）比以往更多；在医院里，我们最大的挑战并非物资短缺，而是患者数量的激增，这不仅远远超出了我们硬件设施所能承载的医疗服务能力，也让专业人员透支了时间与精力；社会交往和娱乐活动减少了，越来越多的时间花在了各种研究与调查上……这种环境带来的最终结果就是，学校度过了一年紧张忙碌的时光，而相关人员也相应地获得了满足感和成就感。协和能否继续下去还是极为不确定的……不能忘记，这场原本只存在于大陆范围的冲突，如今已成为世界大战中的一小部分，肯定要受到此地无处战事的起伏跌宕的影响。但我们只能保持乐观，心怀希望，相信能找到一种方法，使协和在未来一如既往地发展下去，同时满足人们对协和及其医院的迫切需求。"校理事会理解学校管理层面临的极其复杂又无法预测的局面，纷纷表示支持胡恒德博士。这让他备受鼓舞。

就在这时，学校财务主管贝富德辞职了。最初鲍文于1935年被任命为会计主管时，其聘期仅为短期，但校理事会决定继续任命他，以确保学院拥有两名财务官员，其中一名将主要负责即将进行的投资计划。然而，该投资计划并未立即启动，鲍文因此逐渐承担了原本仅由财务主管独自履行的更多职责。贝富德同意校理事会的看法：没有投资项目，就没必要设立两名高级财务负责人，因此，他认为有理由提出辞职，以便返回美国更好地承担沉重的家庭责任。1941年4月23日，执委会带着"无限的遗憾"，批准了他的辞职申请。贝富德在协和工作了很久，贡献巨大，他的离开令人深感惋惜。临行前，应胡恒德博士请求，他给学校所有财产列了一个详细的清单，并将清单交给CMB。当时，没人料想到这份清单如此重要——CMB最终以此为据，向美国战争赔偿委员会（U. S. War Claims Commission）申请对战争损失进行补偿，并于1967年获赔超过120万美元。

　　整个夏季和秋季，胡恒德博士频繁地写信。信中生动形象地描绘迅速恶化的战争局势对学校的影响。如果战争最终爆发，学校是否还能继续运转？胡恒德博士觉得"希望渺茫"。能否采取中立立场，利用纽约提供的资金开展工作？这点虽然没有十足把握，但值得一试。"如果失败，则将不得不遣散教职工，院区设施要被查封或充公。"现在要做的也许不仅是帮助剩下的女性撤离，而且还要把想离开的美国人一起带走。胡恒德博士和鲍文没想过要撤离。胡恒德博士努力避免激起不必要的焦虑和谣言，"到时候，你就知道在我们这个小群体里，奇谈怪论，流言蜚语传播有多容易。"学院的常规项目将继续进行，除非被强制中断。研修生、出国进修人员、非住院医师和示教讲师人数众多，他们来年的聘任或续聘工作正在有条不紊进行，所有人都接受了聘用安排。有五、六十人提出申请，要加入第一年医学学习，还有更多的人在等待申请——新生数量远远多于以往人数。护理专业预计也将迎来很多新生。为迎接一个正常学年的到来，协和做了所有的准备工作。

　　5月底，学年即将圆满结束，期末考试和毕业典礼照常举行。接下来，协和将按惯例筹划在各地中心进行入学考试，下学期的常规准备工作也在进行中。

应急准备

　　1941年5月24日，鉴于可能发生的紧急情况，且此类状况下难以迅速召开执行委员会全体会议，执委会特此授权予校理事会理事长及执行校长，在必要且紧迫的时刻，采取适当行动，以确保学院人员安全及财产免受损害。鉴于可能出现需要立即清偿的情况，CMB被要求自7月1日起将三个月的运营储备金放到学校领导手中，如果北京和美国的资金链断裂，可以提现应急。"要想一次性支付所有员工的工资，至少需要200万联银券（一种当地新指定的货币）。"

　　医院的门诊和病房压力过大，因而有必要想出一些切实可行的办法以减轻重负。转院的患者宁愿无限期地等下去，也要在协和就诊。"这听起来像种赞誉，但同时也叫人为难，对患者自身也很危险。"

　　学校仍迫切希望葛莱格博士能访问学校。1941年5月24日，执委会向CMB提出请求，安排葛莱格博士来访，协助校理事会和领导层对学校进行调研，研究新财务运营基础的提案。所有人都明白，当下政治和军事局势可能不容乐观，但仍希望葛莱格博士能在初秋来到北京，待上两三个月。

到了6月末，刚爆发的苏德战争给太平洋地区政治和军事形势又新添了变数。大部分"总统船务公司"的班轮都撤出了跨太平洋的航线，所有7月初以后的预订航线也已被取消。如果其他航线还能开通，或许还能在不久的将来把研修人员和想撤离的教职人员送往美国。与此同时，想要前往"内地"的毕业生和中国职员在为自己和家人筹措路费时，遇到了越来越多的困难。胡恒德博士建议，在他们抵达内地后，可以通过洛克菲勒基金会医学教育部的资金，为他们提供一些帮助。

一个月后，胡恒德博士写道，为想要前往中国西部的人提供财政资助，"现在可能已经不切实际了"。新规定的实行使"我们（协和）的中国人"很难离开北京。日军近期向"满洲"（东三省——译注）调兵，严重影响了出京铁路运输。只有八列火车还在运行。没有前往神户和大连的汽船，且"外国人（除了中国人）"禁止进入日本。不过，"学校工作仍照常进行"。医学院的入学考试已经结束，预计秋季入学班的规模将会很大。护校有二十名新生已经报到，参加夏季学期的学习。医院还是人满为患。煤炭库存维持在大约八千吨的水平，可正常供货。粮食供应已经达到了六个月的储备量。

这些报告和其他通信定期从北京发出，但到达纽约的时间却难以预测，有时路上要花长达三个月的时间。除了信件外，还须通过电报和无线电通信；若需规避审查，可先通过美国国务院和美国领事馆的官方途径传递，再通过公共渠道发布，因为后者往往速度更快。在纽约和北京，两地都极为关注如何在北京维持充足的银行余额，以确保在紧急情况下能最大限度地降低因冻结或全面没收而导致的重大资金损失风险。CMB财务委员会没有完全答应获得三个月运转储备资金的请求，而是转为采取保守的做法，即提供两周的储备金。因为他们认为，就算（美国）国务院冻结这些账户，获得解冻许可的时间也将不超过两个星期。

1941年7月26日，果然美国财政部冻结了远东地区所有个人和组织的账户，每笔交易都须获得财政部的许可。一开始，鲍文并不完全理解该举措的全部含义，他像往常一样，继续用纽约的账户付款、提现。在纽约的罗宾逊因此警告他，不要"以任何违反财政部规定的方式"使用学校资金。鲍文则认为，这些困难可能会难倒谨小慎微的人，但自己能找到途径克服或绕过困难，因而颇为自得。他告诉罗宾逊，自己正和美国花旗银行在当地的分支机构密切合作，"想方设法在规定限制下继续开展业务……现在仍在经营的单位很少了，我们算其中一个……我们只是通过迂回的方法继续做些规模不大的正当业务。如果绕不开这些业务规定，卡在某一处，做不下去了，我们就尝试下一个办法。当然，我也知道，这次'规定'特别严格，偶尔像'搞装甲战'那样直接硬闯，是没有用的；但是，我保证会遵守规定，开'装甲车'也会看红绿灯的。"

1941年夏秋两季，CMB的成员们，尤其是对罗炳生来说，是极为沮丧的几个月——每个人都迫切地想办法保护学校及其员工，并在一定程度上尽可能为未来保存实力。然而，他们心有余而力不足，除了努力确保为学校提供支持的通道畅通外，其他也就无能为力了。5月21日至11月17日，CMB并未召开正式会议，但在纽约和华盛顿频繁召开非正式磋商会，罗炳生和所有成员一直保持书信来往，把从胡恒德博士、教会和政府渠道获得的任何消息都转达给这些成员。

罗炳生在给胡恒德博士的电报中提及，CMB将"积极考虑"通过临时将人员安置到中国西部地区的医疗机构，以保存医学教职工的实力；CMB将承担必要的交通费用以及相关人员的生活开销。胡恒德博士回复电报说，"整个学校"运转"正常"，"没有出现紧急事态"。他在后续信件中表示，很高兴听到这个消息。去年，校理事会从多个角度考虑这一问题，但一直没法制定固定且明确的方案，也不能公开讨论这一话题，因为他们要时刻牢记："该地区还处在军事占领下，随着战争和经济状况的恶化，该地区正在日益吃紧。"目前无法确定教职工能否大批安全撤离。"肯定不能进行大规模行动，无论作何准备，采取什么措施，都要绝对谨慎。学校本身不能与此计划有所关联，否则，在这种情况下，军事最高指挥部会马上处置我们。另外，既然我们得到了CMB会为实行计划提供帮助的指示，现在肯定可以采取一些措施的……我正积极与上海的校理事会成员取得联系，他们的帮助将会非常重要。"胡恒德博士从秦皇岛港出发，乘船来到上海，并于1941年8月25日和上海的校理事会成员进行了非正式会谈，讨论了总体情况，尤其是CMB将学校教职工转移到中国西部的想法。

胡恒德博士向罗炳生汇报了他们的意见：①哪怕是医院这样的"非政治性人道主义公共服务事业"，日本人也极有可能会反对。最有可能的情况是，日军将占据协和的硬件设施，或者迫使北平的政府使用这些设施，并安排日本医生担任关键职务。若要获得日本人对医院继续运作的同意，那么必须通过中立国家渠道获取必要的资助，且医院需在名义上由一名中立国公民来管理。当前，医院唯一符合条件的职工就是何博礼博士（Dr. Hoeppli），他是一位瑞士公民。②"迁移学校或者大规模转移教职工都是不可能的。"前往西部的路途"漫长、崎岖、充满危险"，只能采取"秘密的方式"进行。而且应由男性进行——这意味着学校需要为其留下的家人提供经济支持。③突然关闭学校以逐步将教职工安全转移至西部，将是一项"艰巨且复杂敏感的任务"，预计耗时数周之久。这将在当地造成很大轰动，每位重要的员工都会非常引人注目，没有人可以悄无声息地离开。

因此，校理事会认为最佳方案是维持现状，同时希望不会发生公开交战，并尽可能地为任何可能出现的特殊情况做好准备。若战争爆发，且部分教职工能够顺利抵达中国西部，则会将他们妥善安排至当地的医学院校或研究机构，并继续为其发放工资。校理事会资深理事翁文灏博士当时正在重庆，他受理事长之邀，在中国西部组建了一个校理事会特别委员会，代表校理事会作出必要的安排并与纽约的管理层进行沟通。

在此期间，双方借助正常渠道频繁交换电报，旨在解决旅美中国进修人员回国难的问题，为那些因银行账户冻结而难以取款的妻子们寻求解决方案，并帮助那些已踏上赴美旅程的人员顺利获取美国国务院签发的签证。其中一封10月16日的电报最后写到，"这里一切平静"。

10月9日，一封来自纽约的电报给胡恒德博士带来了一个遗憾但意料之中的消息：由于现有形势下无法进行任何长期规划，葛莱格博士的行程被无限延后了。这封电报还包含福斯迪克的一条讯息，他让胡恒德博士放心，协和的利益不会因为得不到葛莱格博士的建议而受到损害。

11月12日，校理事会执委会在北京召开会议。会后，理事会理事长巴鲁（Ballou）通过美国国务院给罗炳生发了电报，表示"如果华盛顿的会谈不能让占领此地的日军满意"，预计美国在北京的机构将被撤销其交易和采购的许可证，后而被关闭。"在这种情况下"，协和将难以继续开办，校理事会将关闭学校并清算所有雇员和教职工的合同。为此，协和将需要在北京持有175万联银券的现金——这笔钱需要逐批拨付，防止汇率给学校造成损失。执委会让CMB向纽约花旗银行存入17.5万美元，可以在其天津分行进行汇票兑现。如有必要，兑现的当地货币可用于清算，若无需清算，则在"适当的保障措施下"以当地货币形式存在银行。同时，CMB每月的汇款可用于当前的运转开支。此外，纽约那边还需要约25万美元用于外籍员工的出行和遣散费用。电报最后，主席巴鲁保证，校理事会决心"尽可能长期地保持协和正常运转"。

就执行委员会11月12日的会议记录而言，前述所有财政安排都没有记录在案，但会议记录包含了一份一般原则声明，涵盖适用于不同形势下的学院工作人员的合同义务。直到1942年3月10日，这些前瞻性的提议才传到纽约，为CMB在战争期间如何处理在美国和到达中国西部地区的教职工提供了非常宝贵的建议。

11月12日，执行委员会做出最后的举措，针对协和即将关闭的谣言，向因此感到不安的教职工和学生发出如下公报：

致全体教职工与学生：

校理事会对学校和医院在过去一年里持续、广泛、多方面地开展活动表示满意。他们希望且期待着能以其常规状态持续下去。除非情况不受校理事会掌控，否则不会改变学校教学规划。希望教职工和学生一如既往忠忱配合，开展工作。

不到一个月，"不受校理事会掌控的情况"就先后在珍珠港和菲律宾发生了。*

收到巴鲁电报的前一天，CMB召开特殊紧急会议，讨论华盛顿的稳定预算委员会（Stabilization Board）的新规定，这会严重影响汇率和满足学校预算的成本。根据CMB会议记录，会议是在"与日本的战争似乎迫在眉睫"的情况下进行的，讨论涉及CMB对留下的外籍员工的责任、协和在一位中立国人员的领导下继续运作的可能性，以及是否有必要根据新形势修改预算。11月21日，执委会再次召开会议，根据巴鲁的信息重新评估形势，并在进一步讨论后批准了通过国务院给巴鲁的复函，内容如下：一是鉴于政府当前管控措施，资金汇款或将遭遇延迟；二是向协和询问其当前持有的本地及美国资金具体数额；三是明确表态CMB预计不会即刻中断资金供给；四是期望对方能迅速通报任何计划调整及地方局势变动；最后，

---

* 西方国家认为珍珠港袭击发生在1941年12月7日，而东方国家认为是12月8日。

重申校理事会及胡恒德博士对CMB持有的"绝对信心"。

11月26日，CMB通过商务无线电报收到了协和的回复：学校目前没有资金，正在等待11月的汇款；巴鲁已经离开北京；结尾是熟悉的那句"这里一切平静"。在纽约方面收到电报的当天，罗宾逊就汇出了4万美元。

接下来的十天里，罗炳生及CMB成员们与美国国务院几乎不间断地保持着电话联系。到12月，日美谈判达成和平前景的可能性似乎更加渺茫，他们得出结论，必须准备好全额兑现巴鲁在电报中申请的17.5万美元。11月29日，18万美元汇到了大通银行上海和香港分行，并通过美国国务院给胡恒德博士发去讯息汇报此事。最后沮丧地说，没有迹象表明，美国政府会改变"当前立场"，并提醒道"决定留下的外国人要准备好迎接一切后果。"12月1日，CMB收到胡恒德博士的电报，电报写道："尽管这里情况愈发糟糕，但一切平静。"

1941年12月3日，学校的每周公告上列着校历："12月8日，星期一。按惯例，开始第二学期教学"，并为学校的圣诞季作出初步规划——例行的圣诞祝福会、学校晚会、平安夜在医院病房唱圣诞颂歌。然而，这份熟悉的公告在学校发布已经是六年之后了。

12月6日，学校收到了一封商务电报，是关于在美国的一位进修人员的计划，由他所属系的系主任娄克斯博士以及胡恒德博士签署，电报中称"我们预计学院将正常运作"。

12月7日，星期日，每位能听到短波电台的人都熬夜收听了罗斯福总统向日本天皇的呼吁，要求日军保持克制。

第二天早上，即1941年12月8日，星期一，暴风雨来袭。快八点时，一队日本兵进入协和医院，关闭了所有大门，并在周围设置了警戒线。由此，没有人能够进去或出来。与此同时，另一队日军士兵强行闯入了位于英氏园的校长府邸。彼时，胡恒德博士正与鲍文及安德森博士（Dr. Anderson）共进早餐，而安德森博士的家人及鲍文的亲属已先行离开。前一晚，娄克斯博士与胡恒德博士进行了数小时的深入交谈，共同商讨一旦美日战争爆发，应采取的应对策略。次日清晨八点，娄克斯博士在上海通过广播惊悉日本偷袭珍珠港的噩耗，他立即致电胡恒德博士通报此危急情况。电话那端，鲍文沉重地回应道："是的，我们已得知这一不幸消息。此刻，日本士兵已越过我们的前门，进入了府邸。"

胡恒德博士和鲍文立即被拘禁。等待他们的是日军长达四年的监禁。

第六章

珍珠港事件与战争岁月

1941—1945

　　1941年12月8日上午，日军闯入医院并进行了封锁。面对当时紧迫的形势，重担落在了护士和住院医师身上。他们保持冷静，正常工作，以此消除了患者的忧惧。

　　12月8日当天按计划恰好是中华护士会考核高年级护理学生的第一天。护校校长聂毓禅、护理部主任费伊·怀特塞德（Faye Whiteside）八点前就已到达岗位，迎接中华护士会派来的两位考官。两位考官还算幸运，恰巧赶在日本人关闭大门前抵达医院。后来聂毓禅向校理事会成员报告：所有的入口都被日军占据。显然，"是发生了很严重的事情"，然而几个小时后，人们才了解具体情况。与此同时，已经在病房的护士们继续着她们的常规工作，而中华护士会的考试也照常进行。学生们被告知日本士兵是来参观医院的（这种情况并不罕见），因此当有日军从教室外向内张望时，她们并不理睬，而是一直埋头做题。考试照常持续了3天——尽管局势非同寻常，1942届护理专业学生仍按期通过了中华护士会的考核，毕业后取得了在政府注册的资质。这一事件充分体现了全体学生与教职工在面对危机时所表现出的镇定自若。

　　到了周二，包括被称为"敌国侨民"在内的大部分教职工，不仅被允许，甚至被催促着返回工作岗位。一周之内，所有教职工都已重新投入工作中。日军指挥官也正式批准学生恢复上课，并于12月15日恢复正常的教学工作。不过，日军指挥官下令，12月8日后，医院病房不得接收新患者，门诊部也自即日起关停。已经在医院住院的患者被允许继续留院，但未来能做手术的希望却很渺茫。

日军指挥官掌管了医院钥匙，将王锡炽院长的办公室占为己有。胡恒德博士和鲍文被押往美国海军陆战队的军营，并在那里与其他敌国侨民一起被关押了一个月。在此期间，他们与朋友同事失去了联系，所有人都在不安地揣测未来。1月8日，其他被关押的敌国侨民未经问讯就被假释回家，而胡恒德博士和鲍文，还有协和医学院的荷兰籍内科学教授斯乃博博士（Dr. I. Snapper）和燕京大学校长司徒雷登博士，四人被带往英氏园，继续遭受关押监视。相较于上一个月的艰苦生活，胡恒德博士家中的舒适环境让他们如释重负；但几人仍被关押，前途未卜。

1月19日，医院院长王锡炽博士，作为唯一一个仍坚守岗位的高层管理人员，收到了日军指挥官通知：学校即日起必须停课，临床前教育各系必须在本周内关停，所有学生必须在两天内撤出各个主要建筑物，在安排遣散前只能在宿舍等待。1月31日，医学院和护校的女生宿舍关闭，2月7日，男生宿舍关闭。

离校前，每个本科生都拿到了医学院或护校的成绩单。1月19日，校务委员会教育处召开了一次不寻常的会议，提前授予医学院与护校最高年级学生学位和毕业证书（原定于6月颁发）。虽然没有举行毕业典礼，然而得益于日军指挥官一次宽容之举，毕业生都被授予了胡恒德博士亲笔签署的临时毕业证书，还穿着协和特有的学位袍，戴着学位帽合影留念。

在收到1月19日学校关于解散学生的正式命令之前，众人心中尚存一丝希冀，即便面临预算削减与地方管理的重重限制，大家仍设想能维持协和（至少是医院部分）的继续运转。为此，一批资深的中国教职工，勤勉筹谋，殚思竭虑地准备方案，争取支持。

1月19日，王锡炽博士做的第一件事就是召集全体资深员工，讨论医院的未来。住院医师和学生一样，也快要被遣散了。医院里仍有约130位患者，日军指挥官愿意让他们继续按需留院治疗，并确保配备必要的医护人员；但战争期间，医院不会再接收新患者。经过充分讨论，各方达成共识，认为为了所有相关人员的利益，最好关闭协和并在此之前安排所有患者出院或转院治疗。最后一批患者于1月28日顺利出院，医院在随后的1月31日，即周六，为全体工作人员发放了工资，当时医院手头的现金还可以为所有中国员工多发一个月的薪水。每个员工领到工资后，上交身份通行证并带着个人物品离开了医院（学生也享有同样的权利）。至此，协和彻底落入日本人手中。

战争岁月中的北京

对于许多在北京的人来说，1942年2月1日标志着不确定未来的开始。协和医学院曾是他们生活的轴心，是家人日常生活的依靠；而对于学生而言，协和是他们职业生涯的基石。如今他们该何去何从？

虽然协和一直试图将大量的中国人员（包括资深员工、年轻教职工、住院医师、护士、技术人员）转移到其他医院，但都徒劳无功，因为日本人不希望协和的传统在别处延续[尽管如此，中和（中央）医院还是陆陆续续接受了很多协和员工，因此，之后大概一年，他们组成了一支真正的协和团队]。有的人本有机会悄悄逃出封锁，前往中国西部，但一考虑到家人，许多人就因其危险性望而却步。很多资深教职工帮刚毕业的学生安顿好后，在北京或天津开设了私人诊所。有的年轻教职工则选择一起行医。

收入最低的员工群体不得不采取各种方式谋生——打临工、贩卖花生水果、拉黄包车或蹬新式三轮车。然而，大多数人依旧生活得艰难。受到冲击最严重的是文秘人员，他们精通英语，这原本是求职的优势；那时却成了障碍，就业机会寥寥无几。

许多来自上海的学生回家后，医学院学生被圣约翰大学和国立上海医学院接收，护校学生则进了各大医院。在北方的医学院学生则被国立北平大学医学院（Medical College of the National University）接收。聂毓禅安排护校大一、大二学生转到长老会道济医院护士培训学校（Nurses Training School of the Presbyterian Douw Hospital），安排高年级学生在北京或天津的医院完成实习。

校理事会成员分散在天津、上海、中国西部和美国，只有三位在北京，其中一位刚上任，且因行动实在不便而无法离家。显然，在任何地方举行常规的校理事会年会都是不可能的，或许也是不明智的。不过，1942年4月，几位校理事会成员在上海举行了非正式会议，交流了华北传来的所有关于学校倒闭的消息。他们迫切希望能保持一定的组织联系，以尽可能方便处理各种需要官方出面的事务。由于胡恒德博士一直被监禁，与世隔绝，他们便让在北京周围的活动还没有受到严格限制的娄克斯博士暂任执行校长一职，并由王锡炽博士、陈剑星（James S. Chen）和福梅龄组建一个委员会，分管医院、业务行政和一般行政管理事务，为娄克斯博士提供支持。在地方当局看来，协和医学院显然已经解散，不过上述几人仍密切保持联系，讨论学校的总体形势和利益。1942年5月，随着美日双方首次进行"敌国侨民"交换，上述人员以及他们能联系上的校理事威尔森博士和孙锡云，得以借遣返的美国外交代表之手，将一份报告交给校理事会其他成员以及CMB。该报告详细记录了自珍珠港事件以来发生的大事。当这份详尽的报告抵达纽约，它首次全面揭示了过去六个月间所发生的一切。对担心亲友安危的人们来说，这是个好消息；但是对那些一直希望作为人道主义机构的协和能继续以某种方式提供一些服务的人来说，却是沮丧的。

同时，胡恒德博士和鲍文已于1942年5月8日同司徒雷登校长和斯乃博博士一起，从相对舒适的英氏园转移到外交部街45号。这里曾是一位英国商人的住所兼办公场所，但如今已被日军征用。自此之后，除了偶尔能收到几封经过审查的信件和日本人在当地办的英文日报外，几人过着与世隔绝的生活，禁止任何人探视，这样的状态一直持续到1945年8月。他们一直希望成为未来日本与盟军交换侨民的对象，被遣返回国。斯乃博博士在英氏园关押期间，他妻子也一同被监禁；直到1942年8月的一次交换中，夫妻俩在最后一刻获释，但其余三人就没那么幸运了。

珍珠港事件前夕，很多人都认为，一旦预期的战争爆发，将会有大批人被拘留。他们甚至为此提前打包好了基本的生活必需品，以便能紧急撤离。但珍珠港事件后，这些担忧没有立刻转化为现实。直到1943年3月12日，日本才最终下令，将大量民众关押在山东潍县的前长老会教会学校内。所有留下的协和"敌国侨民"，均被送往那里，仅两人除外：一名英国总工程师被留下来监督被高墙包围着的英国大使馆院内的发电厂，那里收容了因健康或年龄原因而被豁免的人员；还有一名美国女性，她获得了特别许可，与她生病的父亲待在一起。

1943年9月，推迟很久的第二批美国侨民交换终于得以进行。1943年12月1日，协和所有美国人员都被送回纽约。首先，是那些虽然拥有美国国籍，但被日本人排除在外的美籍华人；其次，是自愿选择留在潍县集中营来陪伴朋友的个别人士；最后，还有不幸的胡恒德博士和鲍文，尽管他们的名字原本已列在批准的交换名单上，却不幸被当地日本最高指挥部毫无解释的剔除。就连代表美国利益的瑞士当局也未能获得探视许可。即使美国国务院等强大势力施加最大压力，也没能让日本松口同意释放并遣送胡恒德博士和鲍文回国。

对于在北京的战俘来说，未来就像胡恒德博士日记里写的那样："无限悲凉寂静"。营房极其狭小，寒冬时低至8华氏度（-13℃左右——译注），炎夏时接近110华氏度（43℃左右——译注）。有一次，日本人想知道"北京人"头盖骨和其他重要的人类学文物的下落，连续几天对鲍文进行了高强度的审讯，让他吃尽苦头。司徒雷登博士则定期会被叫去接受长时间的拷问。他们从未得知自己为何被捕，也从未被正式指控、审判或是判刑——这是身心的煎熬。1945年1月25日，胡恒德博士在日记中写道，"他们看到第一架美国飞机飞越北京上空，第一次燃起了希望的曙光。10天后，又看到了第二架。5月6日，传来德国投降的消息——希望更大了。7月24日，胡恒德博士在日记中记下了那天发生的一件令人"喜出望外"的事：司徒雷登博士的私人秘书傅泾波（Philip Fugh）在一位日军上校陪同下，来探望他了。8月11日，傅泾波向他们保证，日本已经答应盟军的条件，战争结束指日可待。8月15日，他又带来消息：战争真的结束了，日本人已经投降，第二天便会签署投降书。"

不幸的是，由于北京情况特殊，渴望自由的三人并没有被立即释放。问题在于日军是会向城墙外的共产党八路军投降呢？还是会等着国民党到达之后再投降呢？当时局势错综复杂。即使瑞士领事和其他朋友拿着宪兵队签发的许可证，也因一些日本官僚的反对而失效。最终，在8月17日，何博礼博士与一位日本领事官员一同到达，"立即"将三人带到宪兵司令部，正式释放。宪兵司令讲完话，与他们握手，互致鞠躬——漫长的磨难就这样令人难以置信地结束了。

经过几天的休息和调整，胡恒德博士便匆匆访问了协和，发现它已不似此前之一尘不染，里面还尽是日本人。随后，他便坐上美军飞机，向西南出发，迈出了返回纽约的第一步。9月11日，他抵达纽约，终于回家了。

鲍文选择留在北京，并持有胡恒德博士的一封信，信中授权他代表校方随时从日本人手中接手学校。司徒雷登博士和傅泾波则飞往重庆，与燕京大学的同事进行磋商。

1945年9月27日，校理事会召开特别会议，旨在欢迎胡恒德博士安全归来，并讨论协和未来规划的第一步。胡恒德博士在会上作了简短报告：

他在8月底离开北京前进行了粗略查看，发现建筑物结构似乎并未受损，但整个校园脏乱不堪，许多可移动或可拆卸的设备似乎都不见了，发电厂在承受任何重负荷之前似乎需要彻底更换。显然，修复学校基础设施设备是未来行政工作的一项重大任务。好在图书馆和临床记录似乎完好无损。日军此前将这些文件交由学校图书馆管理员赵廷范（T. F. Chao）管理，并由日本应征入伍的医生松桥少佐（Major Matsuhashi）进行保护监督。松桥少佐在战前曾在协和的图书馆查阅资料，非常欣赏其科学价值。

大约24年后，当中华人民共和国接管协和时，对CMB遭受的全部损失进行了评估，认为图书馆价值不少于200万美元，然而，其真正的价值是无法用金钱衡量的。图书馆馆藏十分丰富，当年CMB极有远见，在一战结束后就为协和从德国购置了各类书籍、期刊和手册，随后藏书在图书教务委员会明智的监督下逐年增加，其中1936—1937年间，还购买了有关中国古代医学体系珍贵的藏书*。因此，有报告称图书馆是"给予协和的最宝贵的知识捐赠"。自1925年以后，彻斯特·傅瑞思博士（Dr. Chester N. Frazier）和何博礼博士轮流担任图书馆委员会主席。两人对图书馆的维护作出了巨大贡献，使其质量达到协和所期望的卓越水平，学校师生从中受益无穷。

战争岁月中的纽约

随着战争全面爆发，CMB首先担心的是协和人员及财产的安危。珍珠港事件发生后的第一周，大家手忙脚乱，CMB直接给在重庆的协和医学院中国理事发电报询问情况，并通过瑞士驻华盛顿公使与在上海和北京的瑞士官员打听消息。直到12月31日，纽约方面才收到了瑞士驻上海总领事转给瑞士驻华盛顿公使的消息，公使给纽约洛克菲勒基金会办公室的福斯迪克打去电话，转告了简讯内容：学校和医院还在运转。所有员工一切安好。(署名)娄克斯。这当然是个好消息，但为什么是娄克斯博士签名呢？胡恒德博士出了什么事？两周后，瑞士公使再次发来电报，这次是何博礼博士发来的消息，他是瑞士公民，代表瑞士驻上海总领事馆处理美国相关的事务，在整个战争期间，为协和提供了巨大的帮助。他的电报与先前娄克斯博士那封内容一样，依旧没有提到胡恒德博士。直到2月初，日

---

*幸运的是，在珍珠港事件发生前不久，这套藏书用微缩胶卷拍摄了备份，送去了美国，现在由美国国会图书馆保管。

军才允许胡恒德博士让何博礼博士通过瑞士渠道发消息。纽约整整一个月后才收到这则消息，里面提到：协和已于2月1日被日军勒令停办；胡恒德博士本人、鲍文和斯乃博博士"被监禁，但待遇尚好，身体健康"；"请求将他们几人纳入任何可能'切实可行'的非居民外籍人士交换计划名单之中"。

胡恒德博士发来的消息让那些担心他安危的人松了一口气。从那时起，在盟国政府与日本多次进行交换谈判的过程中，CMB坚持不懈地要求遣返协和教职工中所有的"敌国侨民"，并特别强调要释放胡恒德博士、鲍文和斯乃博博士夫妇。最终，除了胡恒德博士和鲍文外，其他人都成功被释放了。

CMB很早就在关注各类款项支付事宜。此前它一直是应校方的要求，把钱先发给学校，再由学校分配并发给教职工本人，这样一来也很方便。这笔钱包括向在中国境外休假或进修的员工支付工资及其家属的其他费用。由于战争爆发，有一些人在回国途中被困在马尼拉；还有一些教职工的配偶和子女在美国国务院的催促下回国，而她们的丈夫或父亲则留在了北京。1941年12月18日，珍珠港事件发生后不到两周，CMB召开特别会议，批准了一笔紧急拨款，"从要求直接拨给协和的常规款项中支出使用"，还出台其他的政策，向大家保证，CMB不会让任何人陷入孤立无援的困境。

除了这些规定所涉及的少数在美国的中国工作人员外，CMB还深切关怀着北京大多数中国员工（无论是专业人员还是非专业人员）的处境，因为他们突然间失去了生活来源。然而，很不幸，不可能再向华北汇款了。目前，所能做的就是保持他们享有的年金政策有效，并设法为想前往中国西南部的人提供帮助。

当时，CMB又做了另一个重要决定，继续为学校图书馆订阅科学期刊，这样即使是战争期间，北京的期刊档案也不会中断。整个战争期间，CMB始终坚信：有一天学校将重新开办。

CMB在保护协和、其员工和学生当前和未来需求的同时，也坚决主张CMB应为"自由中国"（非敌占区——译注）的基本医疗需求做些直接贡献，比如可以给职工发工资、给学生发补助、买教具、建应急校舍。CMB首先找到了正要去重庆的马歇尔·鲍弗尔博士（Dr. Marshall C. Balfour），他是洛克菲勒基金会设在新德里的远东地区主任。CMB请他咨询在中国西部的协和理事翁文灏博士、李廷安博士和周诒春博士，并就CMB可能采取的最佳行动提出建议。当鲍弗尔博士到达重庆时，他发现这些校理事在得知协和停办后，就在思考这一问题了。而且他们早在2月28日就给CMB写了信，提了一些具体的建议。这封信直到5月29日才被送达纽约。即使在同一条阵线上，战时通信也往往缓慢且不可靠。

通过各种咨询、大量的长信和无线电报，以及鲍弗尔博士每次回到纽约后向CMB作的口头报告，CMB制定了一项战时政策，表示CMB的收益应该被"自由地使用"，以帮助遏制报告中提到的中国西部医学教育情况的恶化，并"提高医学教师和学生团体的士气"，"重点放在……对本科生、研究生和护士在医院中进行的临床指导……但也应注意加强医学预科教育和临床前教育"。CMB还同意，拨款数额应与受助机构的常规支出规模保持一致，资金应尽快拨付，并留存在纽约，根据需要再行取用。由于协和校理事会在法律上无权作为委员会处理与协和无关的事务，CMB任命了一个新的"战时顾问委员会"，成员包括翁文灏博士、刘瑞恒博士、李廷安博士和周诒春博士（均为协和校理事），卫生署中央卫生实验院助理院长朱章赓博士（协和毕业生），以及当时在中国西部的香港大学王国栋博士（Dr. Gordon King，中文名为王国栋——译注）。他们还要求鲍弗尔博士代表CMB在远东地区开展工作，但前提是这一职责不会对他在洛克菲勒基金会的职责造成干扰。

在接下来的三年中，CMB批准的拨款总额略高于100万美元。其中，约44.5万美元用以资助八所国立医学院校和两所教会院校，资助金额不等；约20万美元用于协和医学院护理学院在成都的重建和运营，该学院的许多教师和学生已从北京迁出；另外1.6万美元用于向西南地区的医护人员和协和学生提供紧急援助；5.3万美元用于支持教育部医学教育委员会，帮助维持医学教育标准；4.7万美元用于发放进修资助；4万美元用作可自由支配的资金，由当地项目负责人根据个别人员特殊需要进行安排；还有近10万美元用于该项目的管理费用。

大家很快意识到，项目管理相关事宜应由专人全职负责，而鲍弗尔博士在洛克菲勒基金会的广泛职责并不允许他这样做。所以，从1943年2月1日起，克劳德·福克那尔博士（Dr. Claude E. Forkner）被任命为CMB代表。福克那尔博士在二十世纪三十年代中期曾在协和担任了五年的内科副教授。1943年4月，他来到"自由中国"（非敌占区——译注），见到了许多老友和同事。他走遍了西南地区，深入了解了申请资助的各个机构和个人的情况，并提交了有理有据的建议，获得了CMB的欣然批准。在战时条件下，机遇往往与挑战并存，因而同时也衍生出很多困难和问题，不利于工作的顺利开展。这种情况令福克那尔博士很是苦恼沮丧。与此前的顾临和胡恒德博士一样，福克那尔博士对CMB作为出资方总想直接插手政策制定和项目事务感到恼火；而在这些事务上，CMB可能并不像现场人员那样了解得全面。尽管有明显的挫折感，但在担任代表的两年间，他还是帮助CMB取得了一系列重大成就，通过保护因战争而受到影响的医疗机构和医护人员，有效地满足了"自由中国"（非敌占区——译注）医学教育的迫切需求，并在战争结束后，推动了全国医学教育和卫生服务体系的早日恢复。不幸的是，福克那尔博士与CMB成员之间有着强烈的个性冲突，最终导致他于1945年5月结束了与CMB的积极合作。

截至1945年6月1日，鲍弗尔博士在洛克菲勒基金会的同意下，再次负责管理CMB的战时项目。他一直履行这一职责，直至战争结束——那时需要对该项目进行清算，并重新评估CMB的未来行动方向。

第七章

规划远景

1943—1946

未尽的义务

1943年，12月1日，"格里普斯霍姆号"（S. S. GRIPSHOLM）载着1,500名归国侨民抵达纽约，其中有10人是协和的教职工。* 战时项目虽让CMB已倍感压力，但其当前首要任务是迎接并帮助归国侨民，立即为他们提供现金援助，并妥善安排回家所需的交通方式。目前可以联系到的校理事会成员一旦到达纽约，将立刻开始讨论需要协和长期履行的义务。

目前，七位协和校理事会成员身在美国。其中三人刚乘坐"格里普斯霍姆号"回国，他们分别是执委会主席巴鲁、邓乐普博士和威尔森博士。其余四人已经在美国一段时间了，他们是阿瑟·巴塞特（Arthur Bassett）、胡适博士、刘瑞恒博士和施肇基博士。还有三人在中国西南部，他们是李廷安博士、周诒春博士、翁文灏博士。18位现任校理事会成员中，10位现在可以直接互相交流。其余八人留在了沦陷区，无法取得联系。

1943年12月16日，距离"格里普斯霍姆号"抵达纽约才过去两周，在美国的七位校理事中的六位连同校理事会秘书，齐聚洛克菲勒基金会的会议室，共商事宜。到场的还有CMB主席罗炳生、CMB秘书皮尔斯小姐

---

* 汉密尔顿·安德森（H. H. Anderson）、布茨（J. L. Boots）、福梅龄、海思典（E. H. Hirst）、娄克斯、兰梅林（M. Mc Millan）、普拉特夫人（Mrs. M. I. Pratt）、罗宾逊（E. E. Robinson）、韦达科（F. E. Whitacre）、怀特赛德（F. Whiteside）和娃恩（M. Wyne）。

和在1942年4月被上海校理事会任命为临时执行校长的娄克斯博士。娄克斯博士和协和校理事会秘书福梅龄是10位协和遣返人员中的两位。在法律意义上，这次会议是"非正式"的，因为没有达到会议生效所需最低人数；但没有人因此感到不安，因为会议将记录在案，所采取的任何措施都将通过书信告知其余四位可以联系上的校理事会成员，并征求其意见，请他们投票表决。

娄克斯博士和福梅龄简要汇报了日军关停学校后中国教职工的状况及学校财产的情况，并阐述了截至1943年9月，他们对胡恒德博士和鲍文情况的了解。应CMB请求，校理事会成员随后将话题转向终止聘任合同及合同清算的事情上。幸运的是，尽管协和执行委员会于1941年11月12日在北京举行的最后一次会议的记录历经15个月的漫长传递才抵达纽约，但这些记录在讨论过程中依然具有参考价值。那次会议在珍珠港事件爆发前夕召开，对学校当下及未来潜在的合同义务展开全面讨论，还明确了学校停办后适用于各类员工的一般原则。

当下要做的，就是落实这些方案，这既关乎返美人员，也牵涉到日益增多的中国员工在抵达中国西南地区后所面临的合同清算问题。各方就此达成共识：1941年11月12日由执委会通过的一般原则应再次确定为终止任命和清算合同的依据，各方均理解：就中国员工而言，"薪酬"包含生活津贴，按1942年1月31日生效的标准发放，以美元清算合同，汇率为13.7美分兑1联银券（日本扶持"华北临时政府"发行的货币）。

由此，一项漫长且复杂的付款行动正式启动，此举措涉及超1,200名人员。1949年6月30日，随着清算工作的圆满结束，由CMB提供的总计230,229.80美元得以全部支付。这实在是履行道德义务的典范，毕竟，从法律上来讲，战争时期该义务可被视作无效。

重组校理事会

当校理事会成员会面时，CMB的法律顾问德贝沃伊斯对采取这些措施有顾虑，他表示："会议必须达到生效所需最低人数，否则所采取的措施将被视为非正式，既不具备法律效力，也得不到法律的保护。"然而，要确保达到会议生效所需最低人数，意味着需促使位于中国西南部的三位校理事会成员远赴纽约，与身处美国的七名校理事会成员会合，这一前景并不乐观。与此同时，在成都重建护士学校的过程中，还存在许多关于人员、政策和财政的问题，亟需校理事会着手解决。终止聘任合同的决定也需要获得法律的许可。有没有办法可以将校理事会恢复为一个依法合规运作的机构呢？

德贝沃伊斯对这个问题表示关切，但认为校理事会成员应拥有独立的法律顾问，因为当协和校理事会向CMB和洛克菲勒基金会提出申请时，需要此人来裁定这些申请的有效性。对此，他举荐了纽约美国美邦律师事务所（Milban, Tweed, Hopeand Hadley）的辛克莱·汉密尔顿（Sinclair Hamilton）。对所有相关人员来说，这个选择都令人满意。汉密尔顿先生对这些不同寻常的独特问题展现出了浓厚的兴趣，并与他的助手们共同深入研究，寻求解决方案。

最终，协和校理事会向纽约州的大学托事部正式递交了一份由十位现任校理事共同签署的申请（该机构托管有协和的章程），请求以"无法行使职责"为由"解除"沦陷区位校理事会成员的职位，并提议增补3名校理事会新成员，以确保校理事会成员数量达到法定最低要求的13人。纽约州的大学托事部依照法定手续，向八位即将被解除资格的校理事会成员分别发去信函，通知卸任一事。1944年9月15日，"由于无人提出异议或反对理由"，纽约州的大学托事部便以"没有能力履行校理事会成员职责为由"，解除了八人的职位，他们分别是朱继圣、全绍清（S. J. Chuan）、谷纳宝（A. W. Grabau）、金叔初、林行规（Lin Hsin-kwei）、伊博恩（Bernard E. Read）、孙锡云、颜惠庆（W. W. Yen）。同时任命李明、查尔斯·贝纳德（Charles R. Bennett）、陈志潜（C. C. Ch'en）为校理事会成员，任期至1947年3月的校理事会年会。至此，校理事会再次依法合规。

校理事会重组后，立即召开了会议。1944年10月13日，在美居住的九位校理事会成员在洛克菲勒基金会理事会会议室会面，比会议生效所需最低人数还多两人。与会人员首先表达了对前任校理事的崇高敬意。会议明确指出，为了确保校理事会工作的持续进行，与会理事们不得不采取临时措施，免除部分前同事的理事职务，同时衷心希望，他们能够在未来的某个时刻重新获得校理事会成员的身份。接着，会议选出校理事会管理层，主席施肇基（Dr. Sze）、副主席邓乐普博士、秘书福梅龄，任期至1945年校理事会年会，并成立了一个由五人构成的执行委员会，其中四人身处中国西南，而刘瑞恒博士虽常驻华盛顿，却也不时莅临重庆参与工作。此前所采取的"非正式"行动至此正式获得认可，从而实现了合法化。聂毓禅被正式任命为协和医学院护士学校校长。校理事会授权协和护校在成都成立委员会。针对护士学校的预算议题，特别是汇率波动所带来的挑战，校理事会进行了深入的探讨。校理事会还任命3名校理事会成员组成委员会，就战后政策问题与CMB和洛克菲勒基金会协商起草一份声明，供理事会日后审议。除了重庆的执委会，校理事会还任命了一个由四名校理事会成员组成的常设委员会，以"处理校理事会会议休会期间的可能需要处理的业务"。CMB致以衷心的感谢，感激其在"校理事会暂时无法全面履行职责的这段特殊时期"里，对协和给予的无私支持与帮助。这一举动无疑标志着协和校理事会已重新找回稳定的步伐，再次步入正轨。

尽管执委会五名成员中，四名在"自由中国"（非敌占区——译注），但他们想要会面仍然并不容易。一位在贵阳，两位在成都，还有一位在重庆。外出行程在很大程度上受制于军方，还取决于事件的轻重缓急。会议最终定在1945年3月1日于重庆举行，但当天只有翁文灏博士和陈志潜博士两人出席。鉴于情况紧急且时间紧迫，不得不再次采取灵活措施，打破会议生效所需最低人数的规定，以确保可以及时商讨迫切面临的问题。于是，陈志潜博士和即将卸任的执委会主席翁文灏博士逐项讨论了护校的预算、身处"自由中国"（非敌占区——译注）的协和前员工的合同结算以及协和面临的其他重大问题，详细地记录了会议内容，并将所有讨论结果及时通过电报传达给了远在美国的校理事会成员。1945年3月24日，校理事会延期年会在纽约召开，七人与会，符合会议生效最低人数要求。他们立即批准并通过了翁文灏博士和陈志潜博士采取的措施。难以避免的违规行为再一次地合规。

会上，校理事会通过了一份关于学校未来发展的声明。这一声明是1944年10月14日任命的特别委员会经与CMB和洛克菲勒基金会商议后制定的。声明的引言部分表达了对战后协和医学院重建的坚定信心："在不远的将来，与珍珠港袭击前一样，协和将有机会发挥更大的作用。"校理事会认识到，协和未来的发展可能会暂时或永久地受到一些因素的影响，比如：战后院区基础设施设备的状况；如何将学校更好地融入中国政府开展的医学教育、公共卫生以及医学研究的规划中；CMB每年准备给予协和补贴的数额；国内外可能开发的新收入来源等等。尽管这些不利因素阻碍了协和制订具体蓝图，但在声明最后，校理事会再次表明其"目的和决心，以确保重建协和（以及协和护校和医院）和保持高标准的专业工作和教学水平"，并承诺，将"不断探索新的方法，以推动实现协和创立的初心"。这一声明在中美两国受到广泛报道，极大地鼓舞了众多关注协和医学院能实现战后早日重建的人们。一群医学传教士聚在一起讨论他们自身项目的未来，并给校理事会发去令人欣慰的讯息，表达了他们"对协和医学院为中国医学教育以及众多医院在提供毕业后教育方面所作贡献"的感激，并表达了"热切真诚地希望这一服务能够重启并拓展"的愿望。

规划未来

在关于协和未来发展的声明中，校理事会已明确认识到CMB的资金支持在制定任何计划时都起着决定性作用。可喜的是，CMB对协和未来发展同样高度重视。CMB认为，虽然战争仍未结束，但也有必要立即开始认真研究所涉及的相关因素。1945年5月31日，在CMB的延期年会上，洛克菲勒基金会理事会与协和的校理事会收到了邀请，请双方委任代表，与CMB的代表共同组建一个"联合规划委员会，共商未来推动中国医学教育向前发展所应采取的措施"。CMB派出的代表有切斯特·基弗尔博士（Dr. Chester S. Keefer）和范·戴克博士，两人都曾在协和任教；还有洛克菲勒基金会代表雷蒙德·福斯迪克、葛莱格博士、罗伯特·兰伯特博士（Robert A. Lambert）；受协和任命的有巴鲁先生、陈志潜博士、邓乐普博士、刘瑞恒博士。

1945年夏天，校理事会在纽约和中国开展了大量的非正式初步讨论。胡恒德于1945年9月22日出席了校理事会会议，此时距离他结束四年的战俘生涯并返回仅11天。他的出席，或许比所有报纸头条都更为有力地传达了一个事实：战争确实结束了，现在是时候从泛泛而谈转向具体思考、讨论和行动了。实际上，正是在那次会议上，校理事会收到了一封来自"中华民国"国民政府行政院院长宋子文博士（Dr. T. V. Soong）致洛克菲勒基金会主席的信函，其日期是9月4日，即第二次世界大战对日战争胜利纪念日后不到三周。信中，宋子文博士表示，希望协和能够"尽快"恢复工作的愿望，他指的不仅是医院，还包括"立即"重新开办医学院和护理学校，以便"在临床医学、公共卫生、医学教育和科学研究领域，可以继续承担培养中国男性和女性之重要任务"。他承诺，中国政府将"尽一切可能配合，帮助协和重新开展工作"。宋子文博士的来信表明了中国官方的态度，让人欣慰，同时，胡恒德博士的报告也揭示了北京地区的人们对于尽早恢复基本临床服务的普遍期望。这两方面的信息共同触发了深入且持久的讨论。与会者都一致认为，应尽快恢复某种形式的医疗服务，即使规模有限；他们相信这一举措不会对未来尚未召开的联合规划委员会的长期建议造成不利影响。

无论最终作出什么决定，都需要采取某些初步措施。鲍文已遵照胡恒德博士离开前的授权，从日军手中接收了协和院区。为了维持发电机房的正常运转及提供其他必要服务，他急需组建一支精简团队。为办成此事，校理事会专门授权让他可以临时雇佣非专业人员。此外，他还被授权尽可能地核查财产，并为图书馆雇佣一支临时精简团队。

胡恒德博士提交的报告中描述了建筑脏乱不堪的状况，这份报告促使校理事会请求海思典（Elizabeth Hirst）尽快在方便时返回北京（海思典多年来一直负责医院的保洁工作），与鲍文一道组织人手开展彻底的清洁工作。显然，校园非常需要这项清洁工作。

国民政府的教育部和卫生署很早之前就与协和校理事会成员有个人接触，因此也非常愿意与之共同讨论、规划学校未来的发展。校理事会让其秘书兼协和书记员福梅龄尽快前往北京，她的这次行程将有助于联合规划委员会即将做出的会议提议。大家也一致赞同，应该让娄克斯博士返回美国前访问北京（当时他正在中国西部执行美国国务院的任务），这样，校理事会就可以询问他的意见和建议。

校理事会一直在以建设性的方式处理手头出现的紧迫问题，但也只能走一步看一步。大约两周后，即10月9日，联合规划委员会召开第一次正式会议。会议开场，执行主席福斯迪克就划定了联合规划委员会的职权范围，围绕两个比较宽泛的问题：

为推动中国现代医学发展，我们具体要做什么？
一旦确定了要做的事情，该如何实现我们的目标？

基于以上两点，与会者从多个角度探讨形势，展开了广泛且详尽的讨论。尽管原本并未期望在首次会议上就能得出任何结论，但自由坦率的意见表达真的达成了一个共识：CMB和洛克菲勒基金会最有可能为"中国医学进步"作出最大贡献，就是将自身资源集中在北京唯——所高标准院校上。换句话说，就是他们要重建协和。鉴于需要进一步探明中国人的态度，以及与中方校理事会和有关政府部门协商，因此当时无法得出具体结论或建议。这样看来，福梅龄即将动身的行程应该是很有意义的。有人提出了一项建议，即"非常希望"能由一组具备资质的医学教育工作者在春季进行实地考察，以了解实际情况；不过当时没有对该建议进行讨论。但最终，该建议促成了洛克菲勒基金会考察团的任命；这或许是规划委员会经过思虑后所做的最具有深远意义的决定。

接下来的几个月，各种前期准备工作正在进行之际，规划委员会的各委员和其他对进展感兴趣的人进行了磋商和讨论。这些大多也都是非正式的，各方人士都把各种问题牢记于心。

1945年11月26日，福斯迪克给对协和的所有事务一直都有着浓厚的兴趣的洛克菲勒二世写了一封信。他在信中特别提到了协和以后的发展：

关于协和重建，我想补充一点：待中国政治、经济形势转好，我希望洛克菲勒基金会可以就为CMB提供额外资金一事进行投票支持。我认为，您和我都在想：1929年，洛克菲勒基金会向CMB提供了1,200万美元，现在，我们在此基础上再追加大概600～800万美元。我从今年6月起再过两年就退休了，如果可能的话，我希望在我退休前能看到这一目标的实现。北京协和医学院这项了不起的事业犹如我们皇冠上的一颗璀璨明珠，我认为我们最有责任继续支持中国的现代医学。

对于身在中美两国的校理事会成员来说，讨论的主题是：何时、如何让协和复院。当务之急是要请具有资质的工程师对院区进行勘测，因为建筑和设备的情况会对重建计划的实施产生重大影响。理事们一致认为，同样紧迫的是必须选择和任命一位校长，以便从一开始就能参与有关该机构未来的各种协商，因为胡恒德博士将在下一次年会上退休。校理事会理事长施肇基集思广益，寻找校长的合适人选，成立提名委员会，由三位校理事会的成员组成。规划委员会将于1946年1月16日召开第二次会议，他打算在这之后，为此事专门召开一次特别会议，由提名委员会在该会议上推荐人选。

规划委员会第二次会议的核心议题是汇总赴北京人士自10月首次会议

以来所收集到的各类信息。CMB已经采取第一步措施，对协和的实体资产进行工程检验（所有人一致同意，这项工作在协和重新开办的长期规划中是不可或缺的），此事已圆满完成。同时，会议再次讨论了派遣考察团前往中国研究协和及其重建之深刻意义这一问题，大家一致认为，由洛克菲勒基金会主导安排这次考察最为合适，因为洛克菲勒基金会有可能增加给CMB的运作资本金，让其获得足够的收益，以满足协和的各项需求。

胡恒德博士汇报了在联合国善后救济总署（United Nations Relief and Rehabilitation Agency, UNRRA)支持下在协和建立一家临时医院的可能性。这件事是CMB责成胡恒德进行调查研究的。

在讨论期间，鲍文发来的一封电报打断了会议。电报写道，经协和校理事会执委会主席周诒春博士和前校理事孙锡云许可，鲍文已为重庆的乔治·马歇尔将军（General George C. Marshall）领导下的三方（美国、国民党、共产党）军事调处执行部在学校安排了未来五个月的住所。尽管这可能会妨碍联合国善后救济总署资助建设医院，但大家都认可，军调部的工作非常重要，应该优先考虑。

会议还对多年来一直存在的问题，即洛克菲勒基金会、CMB及协和之间关系进行了讨论；希望学校再次运转时，能够消除过去引起误解和冲突的根源。当被问及规划委员会是否负责决定诸如学院开学日期及协和医学院院长任命等问题时，福斯迪克先生回答说，"这些问题应由具体的理事会负责，而委员会将只考虑总体政策和关系。未来具体召开会议的具体时间还未设定，只要委员会收到由其负责的相关信息，就会立即召开会议"。

在接下来的几周内，很不幸的是，美国的两家理事会与协和校理事会之间发生了一件引起误解的事，给各方都带来了不悦。施肇基认为，洛克菲勒基金会和CMB已经明确表示不承担聘任校长的责任，他们认为这是协和校理事会的权力。然而，福斯迪克则强调，他早已向施肇基阐明，尽管这是事实，但在规划委员会与其他两家理事会之间的协商尚未结束，且未达成基本结论之际，协和校理事会就急于进行校长聘任是不明智的。不过，施博士还是让校理事会其他成员提名，于2月23日召开特别会议，其目的便是任命校长。

当规划委员会中的洛克菲勒基金会和CMB的代表得知协和医学院理事会正考虑提前任命院长时，他们感到非常惊讶和不安。对于此时进行任命，反对情绪非常强烈，以至于福斯迪克不得不承担起一项令人不悦的任务——写信给施肇基博士，建议推迟原计划的行动。施肇基博士迅速回信，尽管他尽力克制自己的语言，但字里行间仍难掩其内心的震惊与愤恨。显然，他对洛克菲勒基金会和CMB的干预表示了强烈的不满。他写道："鉴于您反对现在任命校长，更殷切盼望推迟任命，我将在23号的会议上传达这一意见，请校理事会审议。"协和校理事会再次心生疑惑：他们究竟有多少独立决断权和选择权。2月23日，校理事会召开会议，关于聘任校长一事采取的唯一行动就是：成立了一个委员会，由胡适博士、巴鲁、威尔森博士组成，该委员会负责"研究校长的职责，给校理事会提出最终的建议"。

这件事情闹得各方都不愉快，但也促成了一个有利的结果，即让洛克菲勒基金会加快行动，派遣委员会到中国考察。福斯迪克已认识到此事迫在眉睫。1946年4月3日，在洛克菲勒基金会的年会上，基金会主席被授权任命一个考察团前往中国，实地考察中国医学和公共卫生发展遇到的问题，然后向理事会汇报其发现，并提出建议。

1946年3月27日，协和校理事会的延期年会在纽约召开，八位在美国的校理事会成员全部出席。其中，有五名校理事希望在未来一年内返回中国；而还有五名校理事此时已在中国。* 很快，将在大洋彼岸达到会议生效所需最低人数。届时，将完成大家牵挂的工作——任命管理层和执行委员会。胡适博士接替施肇基博士，当选新一届主席；巴鲁当选为副主席。执行委员会的选举结果中，有四名校理事已在中国，同时加入的还有可能偶尔参加的刘恒瑞博士，他们共同组成执行委员会。校理事会成员人数将确保达到最低要求的13人。但还希望，当理事会能够在中国召开定期会议时，1944年被免去的校理事有再次当选的可能。福斯迪克告知校理事会，所提的考察团之事将于4月3日成行。因而，校理事会推迟了校长选举日期，并推迟决定医院和医学院的复院日期，待考察团向洛克菲勒基金会汇报后再议。

4月17日，协和校理事会召开了在纽约的最后一次会议。同1944年3月17日战争结束后的第一次会议一样，此次会议也未能达到会议生效所需最低人数，因此，严格来说，是"非正式"的。但这并无大碍，因为本次

---

* 原文即为"Of the eight, five were hoping to return to China during the coming year, five were already there."——译注

会议的唯一目的就是听取刚从中国返回的福梅龄的汇报，因而不需要采取任何正式行动。

当理事们于1947年2月7日再次召开会议时，地点是中国的南京，执行委员会的五名成员中有四位出席了会议。

洛克菲勒基金会考察团

洛克菲勒基金会的理事会决定向中国派遣考察团后，推动进展的工作便一刻也没有耽搁。洛克菲勒基金会医学教育部主任葛莱格博士显然是考察团团长最佳人选。他被任命为考察团团长，对于协和来讲，这一任命特别令人欣喜。因为除了协和以外的人，再没有人能够如此深入地理解这项事业的重要性，并洞悉其中存在的问题。早在1933年，葛莱格博士第一次访问协和后，就写道："或许这对西方医学的发展有重大历史意义。在中国这样一个人口庞大的国家，协和是标兵和楷模，成为启迪中国医师及东方外籍医师中心之地，也是在整个东方师资培训的最理想之处。"考察团另外两名成员是哈佛医学院院长西德尼·伯威尔博士（Dr. Sidney C. Burwell）和娄克斯博士（此前，娄克斯博士自1946年4月1日开始，在CMB任代表一职），两人此次均以代表的身份同葛莱格博士一起，开展这次大家期待已久的考察。两人各有所长，能够胜任大家热切期盼的考察任务。

葛莱格博士给校理事会执委会主席周诒春博士发去了一封措辞巧妙的电报告知对方，洛克菲勒基金会考察团即将抵达；并请他告知教育部长，在撰写向基金会和CMB提交的医学教育领域的报告和建议时，他们希望能得到其宝贵的建议与指导，以便能将报告和建议提交给洛克菲勒基金会和CMB。该考察团于5月13日抵达上海，并于7月22日离开。在此期间，他们访问了上海、南京、北京、张家口、成都、重庆，返回途中又在南京和上海停留。他们的时间被安排得满满当当；与所有可联系的理事、校友以及政府、教育和商业界的个人与团体——中西方人士都有——举行了会议，亲自察看了校舍设施遭受的破坏、设备的损失、物资供应的不足以及学校和医院在人员短缺的情况下仍尽力维持运营的情况。他们每到一处，就会燃起希望——不用太久，协和能重新运作起来。但考察团成员没有忘记自己此行的目的——"研究整体局势，不仅限于协和，也不仅限于医学教育，而是体现中国的需求。这才是洛克菲勒基金会和CMB关心的事，并且有助于为将来设计有意义的项目"。

整个夏天，考察团成员都在撰写报告，他们独立完成自己的部分，同时互相合作。至9月底，葛莱格博士向福斯迪克先生递交了一份初具雏形的报告，并表明这份报告如有需要还可以进一步修订。初稿（包括报告和建议）总结部分在开篇如是写道："当前，中国正处于转型的决定性时期……这个国家正面临着非同寻常的机遇与挑战……（这些）需求之巨大与紧迫，使得任何私人机构若欲在此开展广泛且多元化的项目，恐难独立承担有效援助之责。因此，有选择性地聚焦于某一领域显得尤为重要。其中，医生的职业教育，特别是在公共卫生与预防医学领域的培训，正是回应了中国人民最为迫切的需求……此举不仅具有前瞻性，而且已赢得中国人民的广泛接受与认可。并且其初始阶段的大部分成本，已经体现在协和的建筑以及由于成本投入而获取的经验上。作为传授人道主义理想的一种手段，以及各种科学思维的方法，医学教育比其他任何形式的职业教育都更有优势。"

考察团进一步建议："洛克菲勒基金会进一步资助CMB，从而为中国医学教育作出贡献……且大部分支持应集中用于重建协和，并将其作为一所高质量的医学院来运转，特别是要专注于教资培训和预防医学及公共卫生领域；还要提供一定比例的资助，用于帮助中国其他的医学机构。"

为实现这些目标，考察团建议：①洛克菲勒基金会向CMB的运作资本金新增600万美元注资，并在协和运转的前五年，每年拨付60万美元，共计300万美元；②重组CMB与协和之间的关系，使协和的理事会全面负责学术管理、教育政策以及来自CMB和其他来源的资金；而CMB将继续履行其现有职责，对受赠本金的监理以及行使对协和土地和建筑的拥有权，以保障协和的运转。最后，考察团建议"为了增进相互理解，CMB应始终包含一名中国理事"。

报告最后表示："我们深信，协和医学院已经发展到了如上文所述的可以交付责任和治理权的阶段。此举不仅有利于良好的管理，也将促进那所具有最高科学和道德水准的医学院更好地融入中国的环境之中，其过程烦琐但宝贵。"

福斯迪克的第一反应，就是担心洛克菲勒基金会的理事们会如何看待这些建议——因为他们从未考虑过如此巨额的财务拨款，尤其是在当时转移大额资金的问题上。福斯迪克咨询了洛克菲勒基金会的财务人员、理事会理事长小沃尔特·斯图尔特（Walter Stewart, Jr.）和洛克菲勒二世。洛克菲勒二世虽已不再与任何理事会保持正式联系，但依旧对协和保持着浓厚的兴趣。这些人似乎都认为，此时进行一笔最终资金捐赠是不明智的做法；反对这一动议的人显然占大多数。考察团成员完全有理由认为，让洛克菲勒基金会拨款的希望渺茫，但他们没有放弃，继续阐明观点，试图说服洛克菲勒基金会；他们深信自己的提案意义重大，并希望凭借坚定的信念和不懈的努力，最终能够打动那些最初觉得建议提得太激进的人们。

12月3日至4日，洛克菲勒基金会将在弗吉尼亚州的威廉斯堡召开年会。为确保洛克菲勒基金会理事会可以专注地研究考察团的报告，这份报告并没有被放入年会议程中。大家一致认为，应该在年会结束后，召开理事会特别会议，其唯一目的就是处理该报告。

与此同时，洛克菲勒二世回想起，多年前协和刚成立时，他向各大教会作出的承诺，以及他于1940年4月3日辞去理事会理事长一职时对洛克菲勒基金会理事们所说的话。在那次"致辞"中，他详尽地表达了自己对协和所取得的成就的自豪感，而洛克菲勒基金会多年来对该学院的捐款已超过3,400万美元。在洛克菲勒基金会资助的上一个五年计划将要期满时，洛克菲勒基金会与协和未来之间关系的问题就会浮出水面。洛克菲勒二世表示："作为主席，我衷心希望，在不久的将来，若世界局势有所变化，且理事会认为此举适宜，我们能在现有的1,200万美元捐赠基金基础上，进一步向CMB追加捐赠资金。""但要声明，这是最后一次资助，而且CMB和协和必须做好在自力更生的基础上办校的计划。"最后，他估计："任何少于500万美元的捐赠都将在很大程度上牺牲其现有价值。"

福斯迪克从威廉斯堡回来，便于1月16日召开了执行委员会会议，让葛莱格博士在会上提交考察团的报告。在此之后，他才会考虑召开理事会全体会议。随着执行委员会会议的召开，委员们第一次看到了报告的最终版本。洛克菲勒二世发现，报告引用了他于1940年4月3日讲过的话，后面紧接着就是考察团的意见："长期以来CMB与协和一直期待能得到这样一笔最终赠款。如果未能提供这笔赠款，将在中国和美国两地公然违背了之前作出的承诺。"这已经让他忧心忡忡；其实对此念兹在兹，此处重申的正是他的这番话。

洛克菲勒二世对整份报告印象深刻，理事会理事长斯图尔特（Stewart）

也是如此。两人马上和福斯迪克讨论，共同作出一个决定：这份报告应该直接交给理事会全体成员，不需要由执委会初步审阅。1947年1月16日，理事会将召开特别会议，届时邀请考察团全体成员参加会议。

洛克菲勒基金会的大部分领导都出席了会议，还有洛克菲勒二世，以及考察团的三位成员。按照娄克斯对当时的描述，会议开场，福斯迪克"非常有效地回顾了协和医学院与CMB的历史以及它们与洛克菲勒基金会的关系，表明洛克菲勒基金会向中国派遣'第四次考察团'的原因"。之后让考察团每位成员都发言了。葛莱格博士客观冷静地介绍了建议的总体依据，娄克斯博士讲述了协和医学院的实际成就，而伯威尔博士则给出了所需费用的理由。接下来的一个半小时，大家展开热烈讨论，理事会成员提出疑问，表达对提议的疑虑。根据娄克斯博士的回忆，洛克菲勒二世像是"防守阵线的守门员，一次又一次地以平静、简洁而巧妙的方式将讨论带回到建立一个独立机构的初衷上来，强调了鼓励和分配责任的需要，以及此时消除不确定性的重要性，表达了他对未来的信心。他本来会给我们1,200万美元；有时觉得我们好像能够得到这个数目的款项；但又有的时候，能够得到对未来目标的肯定好像就是我们最大的奢望了。不过，最终确定的金额是1,000万美元，这是一笔一次性的赠款，而不是考察团建议的两笔分开的赠款"。

洛克菲勒二世由此兑现了他的个人承诺。

本次会议通过的决议案文如此简单，以至于没人能猜到此前为此付出了多少努力与心血。决议的内容如下：

兹决定拨款1,000万美元给CMB，归其使用，由执行委员会决定在合适的时间予以拨付。

同一天，福斯迪克给CMB主席菲洛·派克（Philo W. Parker）、协和校理事会理事长胡适博士、刚卸任的主席施肇基博士、规划委员会成员胡恒德博士，以及其他关注协和的人发出正式信函。与此同时，好消息也通过电报发给了在北京的胡适博士、在南京的周诒春博士。信中写道：

今天，洛克菲勒基金会向CMB拨款1,000万美元，主要用于资助北平协和学院（时称此名——译注）。加上此次拨款，洛克菲勒基金会自1915

年以来已向CMB拨款的总额达到44,652,490美元。在总额中，9,804,999美元用于原始土地、建筑和设备，12,849,491美元用于年度维护费用，而2,200万美元则作为CMB的资金。这些资助总额接近4,500万美元，是洛克菲勒基金会成立以来，对单个项目的最大投资。

今天，洛克菲勒基金会理事会投票通过了拨款。他们希望记录下这样的事实，即这意味着洛克菲勒基金会为CMB，由此也是为北平协和医学院的工作做出了最后的贡献。1915年，各方同意建立协和，洛克菲勒基金会接下了这一任务，今天，这一任务圆满完成。北平协和医学院发展新的学系或者进一步资助现有工作的任务，必须留给该机构的其他朋友。洛克菲勒基金会只能到此为止了。

洛克菲勒基金会现为对北平协和医学院的贡献画上圆满的句号，并宣布退出该项目。然而，在退出之际，再次重申了对该机构及其光辉未来的坚定信心。其背后，是辉煌成就的璀璨记录。协和毕业生已将现代医学带到中国各个地区，协和校理事会成员以及CMB理事会成员对协和尽心尽力，不离不弃，展现出自我牺牲的精神。协和也凭借自己的努力，在远东各国赢得了良好的声誉。协和医学院所做出的杰出贡献不仅意义重大，其持续发展对未来更具有深远的影响。作为协和成立过程中的重要参与者，洛克菲勒基金会的理事会成员深感自豪。因此，希望借此机会，将协和重新献给中国的新一代，坚信它所点燃的现代医学之光将永远璀璨，永不熄灭。

胡适通过在华盛顿的施肇基博士发了电报，感谢洛克菲勒基金会理事会这一行动。电报还说，等2月收到纽约方面发来的完整报告之后，协和校理事会将在南京开会，讨论任命校长的事宜，以及可能于秋季开学，只招收一年级学生的医学院，还考虑重开医院一小部分科室，提供四类主要服务。

最后一步是规划委员会的总结会议，福斯迪克向施肇基博士表示，该会议应在协和医学院受托人任命院长之前进行。此次会议于1947年1月28日举行。自10月和1月中旬的会议以来，委员会中的三位协和医学院代表——巴鲁、邓乐普博士、刘瑞恒博士已返回中国，只剩下从中国到美国进行短暂访问的陈志潜博士，作为执委会四人中的唯一代表参会。受福斯迪克之邀，施肇基博士也出席了总结会议。会议气氛轻松，开展了一些宽泛却很有价值的讨论。同时，大家达成共识，所有待议事项，从严格意义上讲，均已明确归属于CMB或协和的职权范围。因此，并未尝试采取具体行动或通过任何正式决议。会议结束后，一封电报发到了北京，宣告了执委会的解散。

此后，协和校理事承担并履行其职责的道路畅行无碍。

第八章

重整河山

1946—1949

福斯迪克和CMB的来信正式确认了洛克菲勒基金会将给CMB给予资助。信件及时送达北京，因此，1947年3月12日在上海的年会上，校理事会得以积极采取行动回应。首先就是任命李宗恩博士*为校长。校理事会希望，医学院新生能在这一年的秋季入学，医院也在那前后重新开诊，而护校和卫生事务所作为协和重要组成的一部分，也能重新开始运作。

2月初，三方组成的军事调处执行部决定结束其在北京的活动，撤出所有人员，这意味着不管为协和医院制定了什么样的计划，都可以基于所有财产早日用于正常用途。4月，主要建筑被清空；5月31日李宗恩博士上任时，最后一批军事调处执行部的人员搬出文海楼和北极阁宿舍群，至此无外部势力占用协和。

李宗恩博士曾在协和内科任教14载。1937年末，他穿过封锁线，到中国西南部参加抗日运动。战争期间，条件十分艰苦，他在维持"自由中国"（非敌占区——译注）的医学教育和服务方面作出了巨大贡献。他曾担

---

* 与此同时，葛莱格博士被任命为副校长，条件是，如果不能长期任命，校理事会希望他至少在任六个月。受此重任，葛莱格博士深受感动，但表示，自己必须履行在洛克菲勒基金的职责，难以抽身。校理事会又试图任命贝尔德·海斯汀斯（A. Baird Hastings）为副校长，他是哈佛大学生物化学教授，曾于1930—1931年间在协和做客座教授。尽管和胡适很熟，但他无法抽身。虽然校理事会希望在重建的关键之年，学校能有一位美国人担任副校长，但是由于政治局势，最终未能继续任命。

任国立贵阳医学院校长，因为人正直且领导力强而深孚众望；这些都是校理事会看重的品质，这为这所高水平的机构复校定下基调。

李宗恩博士抵达北京后，立即投入一系列艰巨而耗时的任务中，以实现1947年秋季重开医学院的目标。他必须建立行政机制，组建初步的骨干团队，并为学校（CMB要求做好未来五年的预算）近期与长期的运转与恢复制定预算。在对发电厂和车间进行大规模重建之前，必须按照先前工程调查的建议，进行临时调整修复。医学院的入学选拔考试必须尽快进行。应尽快和邻近院校接触，洽谈合作，以满足第一学年的教学需求，此事刻不容缓。日军留下的设备杂七杂八，乱作一团，员工在整理分类时，还要尽一切努力务必留下行政院善后救济总署（相当于中国的"联合国善后救济总署"，英文简称CNRRA）分发的物资和设备。图书馆和临床记录都完好无损，令人欣喜。协和必须腾出空间来存放战时积压在纽约的CMB手中的旧期刊。总之，这项任务非常艰巨，李宗恩博士全身心投入其中，和同事们培养出非凡的团队精神。每个人都不懈努力，只为实现共同目标——协和复院。

9月的第一周，入学考试在北京和上海举行，考生共34人，来自6所大学，其中最远的来自福建协和大学。这些考生中有19人被录取，另外两人是1941届大一"新生"，现在被重新录取。10月，就在第一学期开学前，一名外国人从温哥华来北京参加考试的非华裔考生。这位考生也被录取，至此，第一学年招生人数达到22人，其中12名学生已获得理学学士学位——学术水准绝不会降低。

得益于上海东南医学院、北大医学院和清华大学的五位交换教授，学校于10月27日正式开始上课。起初，大体解剖课只有两具从北大"借"来的尸体标本，很快尸体标本数量增加到八具。组织学用的涂片是从散落在楼里的胡乱堆放着的未加分类的片子中一张张地找寻出来的。对于这样的临时状况，学生和老师都欣然接受，很快就适应了。

4月24日，护校校长聂毓禅经校理事会批准，带着学生、工作人员共50人，离开成都，向北京跋涉。这是一段长达1,200英里（约合1,931千米）的艰难旅程，一行人也曾徒步，也曾搭上马车，也曾坐过满是虫子的公共汽车和卡车，终于在6月中旬抵达北京，开始为秋季重新开学做准备。10月1日，16名学生作为大一新生入学。因预算、设备、物资条件有限，医院完全无法重新投入使用，大二、大三只能去其他地方积累临床实践经验。协和与中和医院、同仁医院、儿童医院开展合作，让学生顺利达到毕业、注册要求。第一卫生事务所全权负责公共卫生实践课，哪怕在战争期间，事务所的工作也从未中断。此外，经校理事会批准，协和扩展了进修培训课程，为南京的国立中央卫生实验院的卫生官员和肺结核病官员开设了课程。

冬季那几个月，煤炭供应有限，价格非常昂贵。学校因此关闭了"C"院（今东单三条9号院——译注）附近的楼，节约燃煤。"K"楼（今11号楼——译注）一层的房间用作临时行政办公室，即便在那，煤炭也是能省则省，锅炉的火力仅够防止管道结冰。1947—1948年冬天，在那办公的人们至今仍记得当时天寒地冻，室内温度仅约40华氏度（4℃左右——译注）。在那段日子里，北京冬日的阳光最为温暖惬意。

当CMB收到李宗恩博士被聘任为校长的消息时，便诚挚邀请他作为CMB的客人前往美国访问几个月，时间由他自定，待他能抽空离开协和再出发。这让校理事会和李宗恩博士都很高兴，他们深知与CMB的领导、成员搞好关系很重要。到12月中旬，第一学年很顺利，恢复工作大体进展令人满意，李宗恩博士觉得自己暂时可以离开学校了。12月28日，他到达纽约，接下来两个月里，他与新朋友、老同事进行了正式或非正式的讨论，硕果累累。他发现大家都发自内心对学校很关注，并愿意为学校提供必要的支持，这使他回到北京后倍受鼓舞。正如他在给CMB主席派克的信中写的那样，他"对未来更有信心了"。李宗恩博士的到访同样鼓舞了CMB，虽然很多成员以前不认识他，但如今他们完全同意协和校理事会的看法，他一定会把学校管理好。

李宗恩博士在美国期间，学校收到了第一笔来自美国中华救济会（U. S. China Relief Mission）的现金资助款。中国善后救济总署拨予了学校一些医院设备和物资。此外，李宗恩博士和行政管理人员进行了仔细的财务审查，发现学校的实际运营成本远低于预期。这使得第一个科室能够于1948年5月1日开诊。

当天，学校还举行了一个招待会，大批北京的市民涌入新修的病房和实验室参观。许多居住在北京的医学院和护理学院的毕业生也加入了人群。新医院不大：只有"P"栋（今16号楼——译注）（以前是隔离病区）开了两个病房，设有25张床位，只能提供普通内科和外科服务；该栋楼的地下室设有小型手术室；门诊服务仅限于这两个科室每天各接待15名患者。规模虽小，但前景光明。

5月2日，校理事会召开特别会议，庆祝医院向成功重建和恢复迈出了重要一步。特别令人欣喜的是，CMB成员罗杰斯·哈罗德（Wm. Rogers Herod）出席了复院仪式和校理事会会议。他写信发回纽约，激动地表示，协和员工给他的印象是"能力强、效率高"，表示他们"能够很好地协同工作"。尽管他对军事形势的走向并不看好，认为情况不乐观，但他仍表示："我认为继续开办协和是非常明智的。"他殷切希望它不要再被迫停办了。

1948年夏，协和的重建修复、设备的重新置办、人员的重新招募都在稳步推进。医学院男生加入进来，为自己在文海楼的男生宿舍做准备工作，迎接9月6日注册入学的新班级同学。医学院的女生们也从临时宿舍搬进了正式的女生宿舍。

第一学期开始时，每个第一年开办的系都有一位协和正式聘用的全职教授做系主任。解剖楼的解剖实验室重新投入使用，尸体标本供应充足。无需再从别人那"借"尸体标本和指导老师。"B"楼（今2号楼——译注）和"C"楼（今3号楼——译注）的常规学生实验室也准备好迎接大一新生的到来。

1948年10月10日，医学和护理专业的毕业生们齐聚学院，参加由李宗恩博士发起的首个校友返校日活动，眼前鼓舞人心的景象令他们倍感振奋。但校理事会和管理层已经敏锐地意识到，在学校未来的发展中，可能会面临着日益增加的政治与军事不确定因素，令人感到担忧。

经济形势让学校领导深感忧虑。8月19日，国民党政府宣布实行新的经济条例*（"币制改革/金圆券改革"），工资被冻结，随后生活成本飙升。到10月初，生活成本已经是原来的8倍，校理事会执委会批准发放50%的补贴，委婉称之为"冬日救济金"，以代替加薪。10月底之前又发放了50%的补贴，另外，收入最低档的员工还能领13元金圆券的额外固定津贴。即使发放这些补贴也还是不够，但由于金圆券和美元的官方汇率控制在4∶1，校理事会就只能补贴这么多了。10月，政府为前六个月配给的面

---

*新经济条例下发行了一种新货币，即金圆券，该货币和美元汇率固定为4金圆券兑1美元。新经济条例还要求人们将所有的外国货币按照以上汇率换成金圆券，否则将面临严厉处罚。协和很多员工立刻将手头不多的美元上交，那是他们仅有的积蓄，是他们未来的保障。过了不到三个月，经济崩溃，国民党政府被迫将汇率调整为20∶1，金圆券因此贬值80%。人们对国民党政府经济政策失去信心，百姓怨声载道。

粉到了，协和每位员工都分到了三袋面粉，这解决了很多人的燃眉之急。

11月，校理事会将补贴再提高50%，还外加一袋面粉。这些面粉是校理事会在市面上购买的。照这样的花销，校理事会手头的积蓄撑不过12月底，按照4∶1固定汇率，截至1月1日的总薪资需求，几乎是现有预算规定的两倍。尽管如此，校理事会认为这一花钱的措施是有必要的，可以保持教职工和雇工的士气。采取一系列措施后，管理层继续无休止地审查预算，在进一步寻找削减费用的可能性时，政府宣布将官方汇率改为20∶1，这大大缓解了当前的紧张局势，让人们心生希望，觉得可以回到按生活成本指数计算工资的时候。即便如此，还有其他困难，北京出现"货币饥荒"，另外，中央银行还未允许地方分行实行新汇率，批文迟迟不能及时下达，慢得让人抓狂。

与此同时，越来越多的人开始意识到，军事征战愈发频繁，政治变幻也迫在眉睫。中国共产党在华北的武装力量八路军（原文如此——译注）慢慢向北京推进，很有可能和国民党将领傅作义领导的军队交战。

城里谣言四起，协和内同样如此，但教职工和学生们士气高昂，令人钦佩。除了有几个南方的护校学生和护士员工被家人叫回了家，医学院学生和中国教职工无一人离开，七名外籍员工不顾各自国家领事机关劝阻，都选择留下，但有两位美国人的妻子选择离开。

11月11日，执委会针对当下校理事会的政策问题作出答复，并通过了以下声明，分发给向各系和管理部门负责人传阅：

校理事会的愿望和意图是照常在北平开展工作，并无离开此地的想法。此外，校理事会还希望，并打算尽其所能帮助教职工和学生应对可能面临的任何困难。

12月4日，城内局势相当平静，向CMB汇报日常事务的电报的结尾变成了熟悉的答复，让人安心："这里一切平静。"

此时的平静是错觉。12月13日，局势骤然恶化，平静由此被打破。城市西边传来国共两军交火的枪声，城门被关闭。要想出城，只能乘坐一架路德教派名为圣保罗号的专机。平时，这架飞机用于接送传教士，但现在机上却人满为患，有中国人也有外国人。大家设法登上飞机，虽然目的地不明，但都是某个共产党军队还未控制的地方。在那一周，胡适夫妇设法出城，城内只剩两名校理事：斯坦利·威尔森博士身处燕京大学（此时已是人去楼空），诸福棠博士（Dr. Chu Fu-t'ang）则留在城里。局势不断发展，协和医学院领导不得不再次审时度势作出决定，希望最终能获得校理事会的批准。

此刻，CMB正在纽约关注着事态发展，焦虑万分，并于12月27日召开特别会议，发布了一份正式政策声明。声明最后重申："在CMB看来，只要协和校长和员工的领导和管理不受掣肘，且协和可以继续有效履行在发展医学、救死扶伤和教书育人工作中的使命，CMB将继续支持协和。CMB对他们有充分的信心，他们对学校的忠诚，对崇高操守的坚持已经得到了验证与考验。"

尽管华北地区整体局势日益恶化，但是协和医学院在北京的工作仍照常开展：教学没有中断，医院充分利用现有的95张床位，并准备在1月3日增加一个可容纳30张床位的病房。当时，全城断水断电，学校的发电站和自流井在此期间发挥了重大作用。1943届的10位学生达到了医学院规定的所有要求（在其他地方完成了学业，但没有获得有效的毕业证书）；平安夜，学校在大礼堂举行了全校联欢会，这10位同学在联欢会中顺利毕业。聚会最后大家围绕圣诞树唱起了圣诞颂歌！

1949年1月的大部分时间，傅作义将军率领的国民党军队仍然留在北京城内，而八路军（原文如此——译注）守在城外。期间两军没有发生重大交战，虽偶尔胡乱开炮，但几乎没有造成破坏。当月月底，双方达成停战协议，国民党军队开始撤离北京，铁丝网被拆除，飞机、铁路交通恢复，生活逐渐恢复正常。

2月3日，为庆祝"解放日"，共产党军队举行了一场总计四小时的盛大入城仪式，当地人民热情地欢迎了得胜的士兵——他们秋毫无犯、坚持银货两讫且纪律严明。

第九章

适应新政

1949—1950

随着城内及周边地区局势逐渐稳定，协和继续按部就班开展工作。医院病房和门诊部修复工作正在顺利进行，预计2月底完工，只有一些内饰粉刷工作还需等涂料到货才能开始。在与天津的铁路交通恢复之后，执行委员会终于凑够会议生效所需的最低人数，可以共同探讨并审议1949—1950年度的预算。

新政府尚未就总体教育政策或针对协和医学院这类具体的教育院校发表官方声明。但李宗恩博士称，非官方接触表明，新政府"对协和很关注，鼓励学校继续履行职能，培养医学教师和领导者，并友善地表达了保护学院校舍及教学设备免受损害的意愿"。当前仍缺乏确凿依据来明确未来的发展走向。

虽然大部分邮件最终都能成功送达目的地，但其往来过程中存在很多不确定性。电报和无线电通信还算正常，因此可以每周与CMB发电报保持联系。2月17日，协和一位员工在评论整体局势时写道："正如这些通讯信息所述，一切进展正常，我们都未受到干扰。财务问题仍像往常一样通过协和自身的资源处理，前景令人鼓舞——这些都不是什么'粉饰太平'，而是事实的直接陈述。要是你如今能来看看我们，我想你定会十分惊讶。我们的工作完全恢复正常：各办公室仍照常办公；各委员会一如既往地频繁开会，讨论依旧漫长；门诊部也人满为患，其中包括行为有序的解放军；医院病房床位都满员了；医生、护士和其他员工忙于常规工作；学生们夜以继日地备战上周如期而至的第二学期考试，考完后去了西山野餐，庆祝他们短暂的春假。"

虽然新政府与学校中国教职工私下接触频繁且友好，但尚未正式与学校建立官方联系，其教育官员也没有来学校视察或下达指示。这种官方接触缺失，似乎是因为新政府还有其他更紧迫的事务亟待处理。同时，他们似乎也愿意让学校继续按之前的方式运作。所有人都意识到，前方无疑会有许多问题，但在当时看来这些问题并非无法解决。

在这段困难时期，李宗恩博士展现出了令人钦佩的校长风范。他保持了士气，并让所有人都能高效工作。1月，政权更替开始之际，李宗恩博士发起了与医学教学委员会的一系列非正式会议，共12次。在那个动荡的年代，这些会谈起到了很好的作用，引领大家始终坚守协和办学的核心宗旨——医学教育。

就这样，几周过去了。4月9日，校理事会执委会三名成员达到会议生效所需最低人数，在学校召开了自1948年10月30日以来的第一次正式会议——威尔森博士拿着许可证，从燕京大学进城开会；朱继圣博士也是数月来第一次从天津赶来；住在北京城内的诸福棠博士也在场。缺席的胡适博士和刘瑞恒博士两人都在美国，曾长期供职于国民党政府。接下来的几个月里，他们都辞去了校理事会的职务。孙锡云虽是校理事会成员，但不是执委会成员；同娄克斯博士一样，他应邀出席了本次会议。李宗恩博士在会上报告了当前组建长期师资队伍遇到的困难，其中特别提到了按年聘用制度下的教师缺乏职业保障问题，以及对于有家庭、需要远道而来的应聘者来说，旅行条件艰难。此外，政治局势使得所有从国外聘请客座学者的努力都付之东流。其结果是，所有院系的人手特别紧缺，资深教职工的教学和临床负担过重。虽然医院在缓慢扩张，但其收入却呈现出与成本增长不相符的下降趋势，这与社会整体支付能力逐渐减弱的趋势相吻合。

协和为了确保工资和薪金与生活费用的持续增长保持一致而设计的公式，运行效果虽然并未如去年那般顺畅，但总体上仍然能够跟上当前上涨的生活成本。修复工作已接近尾声，1949—1950年的初步运营预算金额控制在60万美元内，并获得了审核通过。没人能够预见外部环境会对当年工作产生何种影响，但是所有人都相信，维持正常的运营状态，对于协和的持续发展至关重要。

春季，协和开始出现了一些初步动向，开始让教师、学生、文秘人员和辅助人员都参与到全市范围的工会化运动中。校管理层并未阻碍这一发展，而是采取了理解和接纳的态度，认为这是每位成员个人的选择和决定。到夏季，学校已经有四个活跃的组织：学生工会、工人工会、文秘人员工会和教授工会。

CMB迫切希望娄克斯博士能按原计划返回纽约，参加来年的预算讨论，并当面报告协和的状况。这种汇报要比信件和电报都更加全面。尽管北京及周边地区情况相对平静，但共产党还在向南挺进。5月中旬时，上海和南京还未处于共产党的控制之下。这就意味着，交通来往、邮件电报仍处于中断状态。正常的日程安排完全不可靠，停工频繁且不可预测，有时所有通信还会突然完全中断。此外，中外人员都需要的出境和再入境签证并不像常规事务那样好办理，而是需要花费大量时间和耐心，甚至最终可能被拒签。娄克斯博士似乎5月底前是无法离津了。但出乎意料的是，他于4月24日从天津启程，及时抵达纽约，并于5月27日在CMB特别会议上作了报告。本次特别会议上，与会者讨论了协和的预算，并重申了去年12月通过的政策：继续支持协和发展，按季度而非按年拨款。

娄克斯博士急着尽快赶回北京，但发现回京和当初离开时一样困难。最终，他于9月5日回到协和，继续在外科开展全职的教学以及临床工作，并重新加入李宗恩博士的工作小组，一起解决学校不断增加的行政管理问题。

与此同时，鲍文已于1949年7月1日辞去了财务主管一职。他自1948年5月起一直担任此职；因为当时理事会认为，他此前一直担任的会计主管一职由中国人担任才是明智之举。他原本计划等协和完成重建工作后再退休，但战后压力重重，加之此前四年受日军软禁，以及1949年春夏之交与各工会产生种种矛盾，使他得出了结论——他已无法再为协和作出贡献。他一直特别关心的协和重建工作已取得巨大进展，可以由其他人接手完成了。现在，他已经作好了离开的准备。执委会和李宗恩博士意识到，在新政权下，外籍员工将越来越难以开展工作，因此同意一旦能够安排好交通便可离任。8月5日，鲍文离开了北京。

李宗恩博士于7月8日致信纽约的娄克斯博士，信中在评价导致鲍文先生辞职的劳工情况时，对新政府管理下的总体局势作了一番分析，颇有意思。他指出，即便是高层的领导，也存在不可避免的混乱和犹豫不决，这明显是缺乏经验所致，"尤其在处理城市问题方面"。他认为新政府在制定决策、实施政策时，"故意拖延"，以期争取到时间、积累了经验之后再真正制定规章制度。"与此同时，机构管理必定充斥着不确定性。"他特别谈到了，虽然新政府知道高等院校和工业厂区之间是有不同的，但是未能从工会角度清楚说明二者的区别，因而给大家带来一些困惑。他认为，随着时间的推移，新政府不断改进并出台新的行政手段，这些情况将得到解决。但目前可以这么说，"在政治层面，一切都在不断变化中"。新政府尚未准备好就协和等院校的管理事宜出台法律法规，但与此同时，之前的规章制度不再有效。他说："这种情况让我们所有人都感到气恼。对于鲍文这样脾性的人，更是如此。我已经尽全力挽留他了。在这个时候失去我们任何一位管理者，我都为之感到遗憾……顺带一提，我认为有必要说一下，在我看来，他的国籍与该事件没有关联。"

娄克斯博士回到北京后，发现医院8月又新开了一个病房。医学院准备在9月12日录取25名大一新生，这样，协和的教学计划已经涵盖了五年制医学课程中的前三年。他还发现，全城都在为新政府——中华人民共和国的正式成立作准备。学生和教职工从各自所属的工会那得到指示，按照着装规定准备灰色棉制服，以便参加10月1日在天安门前举行的盛大的阅兵式和全城的群众大游行。新政府将10月1日定为中华人民共和国国庆日，以代替孙中山领导的革命纪念日——"双十节"（辛亥革命纪念日——译注）。

学生们热情高涨，兴奋不已。中央工会发布了游行组织的详细信息，所有学校停课放假，好让所有人都能参与到这一盛大的庆典中。协和的游行方阵里有学生、工人、文员，还有一些专业教师（但李宗恩博士没有参加），他们在大礼堂和"C"院（今东单三条9号院——译注）之间的三条胡同集合，等待出发的信号。在等待时，队长教大家在行进时要高呼的一些口号。毛泽东及其他党领导人伫立于"天安门"的黄瓦红墙之间，直至傍晚时分，最后一批游行队伍才完成对他们的致敬仪式。协和的未来将掌握在这个新政府的手中。

娄克斯回北京后给纽约写的第一封信中，报告说整个学校"非常正常地向前发展，师生职工普遍士气高昂"。

福梅龄将这封信带回了纽约。李宗恩博士认为她与海思典在过去三年中承受了极大的压力，神经紧绷，需要放松一下，于是给她们批了"短假"。10月13日，两人接到临时通知后，便临时搭乘了一艘货轮前往西雅图。她们都有再次入境许可证，定2月1日返回北京。福梅龄还给派克带去了李宗恩博士的信，信中对当时的情况作了进一步的补充说明。

1949年10月12日，李宗恩博士写下这封信，信中形容北京"解放"后的头几个月是一个磨合期。协和一直在等待政策的公布，以便依此为据制定相应规划。"我们总觉得自己是在黑暗中摸索。"人民政协的紧张筹备工作，已经超过"严格意义上的政治范畴"，扩展到了社会的各行各业。"这时，劳工问题隐约可见，而我们也成立了自己的工会……起初，工人们更关心他们自己能从学校得到什么，而非他们对学校的发展能做什么贡献……但经过……不懈努力……在两者间找到了一个平衡点，现在有迹象表明，大家开始逐渐觉悟……协和的每个人都对学校有责任。整个人民政协会议期间，都弥漫着一种在精心渲染下日益高涨的热情氛围，这种情绪在10月1日庆祝中华人民共和国中央人民政府成立的群众集会上达到了高潮。"

李宗恩博士接着表示，学校和医院目前已有的计划正在正常进行，未受干扰，但对于未来的规划，还需静待新部委的组建及相关政策的出台。不过，大量证据表明，"协和在重质量而非数量"这方面的贡献深受赞赏，并且可能会作为未来"为全体人民提供医学教育和卫生服务"计划的重要因素加以鼓励。

在谈到自己受全国科学协会推举作为医学代表之一出席人民政协会议时，李宗恩博士评论说，他一直以来总是避免参加政治活动，因此也并不为自己当选感到高兴。然而，这为他提供了一个结识人的好机会，让他遇到了许多来自中国其他地方的人物，包括见到了老朋友，而且并未妨碍他在学校的工作。令他感到满意的是，自己没有被推选为全国政协常务委员，因此他"意外涉足政坛的经历"就此结束。然而，他相信，参加政协会议为他提供了一个机会，使他能够阐释协和宗旨，从而加强了协和的独立地位。

李宗恩博士最后写道："过去一年中，虽然发生了翻天覆地的变化，但我由衷相信，秉承创始人的高远期许，协和在中国医学教育与医疗服务领域仍将占据重要地位。"

1949年11月14日，在纽约召开的CMB延期年会上，这些信件被提交审议。福斯迪克作为美国国务院远东事务特别委员会成员，应邀出席此次大会。根据会议记录，美国政府赞成继续支持像协和这样的机构，希望美中两国尽可能长久地保持接触，特别是在传教和教育领域。CMB再次明确表示，只要协和在李宗恩博士的管理下，按照最初创建时的政策方针和理念办学，且不因任何来自中国当局的不当干预而偏离其既定政策和原则，CMB将继续支持协和。

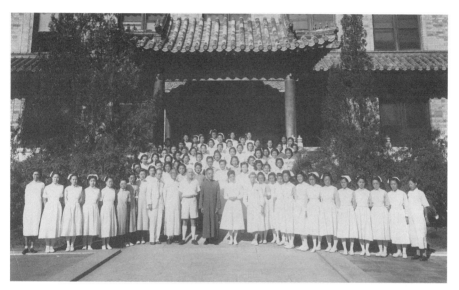

护校重返北京——1946年9月6日（前排中间为聂毓禅和胡适博士）

医院复院——1948年5月1日

前排中间：校理事与管理层，罗杰斯·哈罗德先生代表CMB出席

校友返校日——1949 年 10 月 9 日

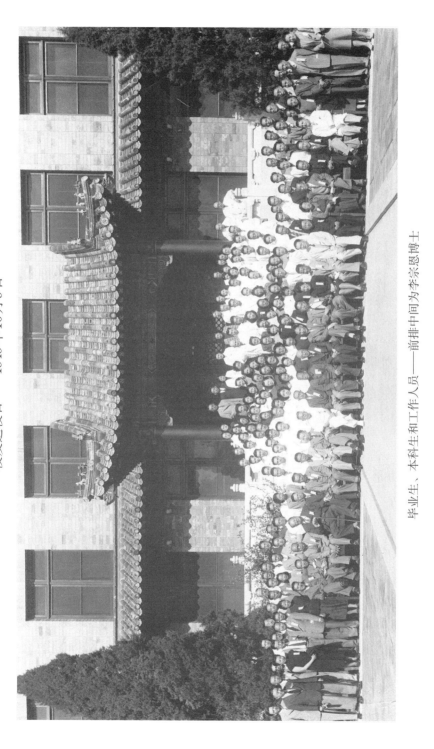

毕业生、本科生和工作人员——前排中间为李宗恩博士

教育部长和高等教育司司长访问协和——1950年10月6日

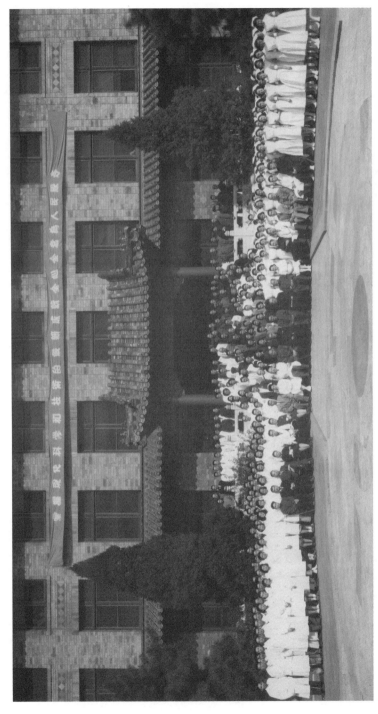

上方横幅写道：掌握现代科学和科技术的最新成绩全心全意为人民服务（这是最后一张从北京收到的照片）

然而，CMB理事会成员并非没有意识到，协和几乎随时可能受到限制，导致其难以继续运作，而CMB也无法继续提供支持。理事长建议，在这种情况下，最好开始考虑可能采取的替代方案。CMB赞成娄克斯博士的建议，即由CMB逐年支付学校现有外籍员工工资，以美元发放，将其作为一项紧急措施，且慷慨决定，不将其纳入60万美元的运转预算中。

由于新政府将北平更名为北京，因此，在离开北京之前，福梅龄受校理事会之托，就恢复学校名称为北京协和医学院一事，向CMB及其法律顾问进行了咨询。CMB法律顾问认为，由纽约州的大学托事部采取正式行动为协和复名，并在此期间在信笺抬头和银行账户上使用新名称并无不妥，并立即将这一情况通过电报通知了李宗恩博士。1949年12月11日，在北京的执委会批准立即更改校名，将其完全恢复到1915年成立时所采用的名称。

在美国的三位协和校理事都是不受共产党欢迎的人，最近几个月已纷纷辞职。斯坦利·威尔森博士已经返回美国。上海地区的校理事受当前旅行限制，无法参加会议。这样，有序运作校理事会的重任就落在了恰好住在北京和天津的朱继圣、诸福棠博士和孙锡云三人身上。李宗恩博士和管理层的其他人员在与三人商讨时，事无巨细，按惯例提交预算供其审议，呈交关于学校运转和重建的最新财务报告，并与他们讨论新形势下的重重困难。此外，他们还尽可能地让理事们了解纽约的进展和行动。尽管太平洋两岸的局势并不稳定，但历史再次重现了两边坚定的决心：尽可能久地维持学校的正常运转。

随着福梅龄和海思典返回北京的时间日益临近，CMB内部却有些担忧，不知她们这样做是否明智。哈罗德尤为担心，他是CMB除了主席派克之外少数几个在中国有个人商业经验的成员之一，而派克当时恰好在欧洲。哈罗德知道，许多商业公司在为其"外籍"员工办理离开中国的许可证时都遇到了困难，特别是在上海地区。在上海，许多公司的负责人实际上被扣留当作人质，要求支付所谓的拖欠的巨额税款或其他不寻常的费用。由于派克主席不在，哈罗德便和执委会主席黑塞博士（Dr. Hinsey）一起着手处理这一问题。二人承担起责任，要求福梅龄和海思典获得CMB准许前，不要回北京。李宗恩博士和娄克斯博士立即对此行动表示反对，直接受到影响的福梅龄和海思典也提出请求：她们急切地想回去支援在北京工作的一行人，因为这些人除了她们自己的工作外，还承担着她们二人的工作。尽管大家提出抗议，但CMB仍坚持自己的立场。到了夏天，CMB竟开始质疑在现有形势下，允许包括娄克斯博士在内的任何美国教职员工留在协和是否明智。生物化学教授窦威廉博士（Dr. Adolph）已经计划在夏季对美国进行短期访问，这将使娄克斯博士成为协和里唯一的美国人。为了避免给人留下向协和医学院校理事会任命的人员发号施令的印象，CMB决定要求自己任命的娄克斯博士来纽约"报告北京的情况"；要求福梅龄推迟赴京计划，直到娄克斯博士到达纽约再离开；并要求已经身在香港的海思典返回美国，以便三人都能参加即将在纽约举行的讨论。

娄克斯博士不愿意离开北京。当时协和还得与新政府官员领导打交道，特别费时费力，他要是走了，李宗恩博士就少了一个帮手，要承担的行政工作便更繁重了。但是娄克斯博士最终还是决定，直接与CMB主席派克和其他成员讨论可能会使当前情况得到充分解释，从而使CMB同意解除禁令，让那些希望返回岗位的美国人回到中国。幸运的是，娄克斯博士得到了在6月底与窦威廉博士一同乘船前往纽约的机会，并于一个月后抵达纽约。

8月4日，娄克斯博士与派克主席和CMB执委会的其他成员召开了第一次会议。娄克斯博士得知，自娄克斯博士离开北京后，不久便爆发了朝鲜战争。局势还发生了其他变化，如道格拉斯·麦克阿瑟（Douglas Mac Arthur）将军被任命为联合国军在朝鲜的总司令。这意味着在朝鲜局势得到解决之前（大多数人认为至多在几个月内就能解决），CMB不可能同意在协和的美国人返回大洋彼岸。不过，娄克斯博士发现派克主席和CMB的其他成员对北京局势十分关心，希望他和福梅龄能在秋末获准返回学校。

在此期间，娄克斯博士经常与CMB成员单独谈话，向他们介绍学校在二战后的发展成就。他描述了协和在适应不断变化的外部环境和压力所带来的复杂性，同时保持了教学和医院服务几乎未曾中断；并且，他希望这些成员理解为什么他和其他美国同事如此急切地希望返回，帮助学校及其中国同事渡过难关。娄克斯博士还写信与李宗恩博士保持密切联系，并应李宗恩博士的请求，关注学校的各项事务——人事、书籍、货运问题、建筑保险和发电设施的需求。

对于娄克斯博士、窦威廉博士、海思典和福梅龄四人来说，这几个月相当煎熬。他们焦急地关注着新闻动态，通过收音机收听联合国安理会的会议；当得知朝鲜战争似乎能早日结束时，他们的精神为之一振；同时，他们盼望着11月8日的到来，届时CMB将召开会议，他们获准回京的可能性会更大。《时代周刊》(*TIME*)杂志在10月16日的期刊中评论道:"只有中国共产党或苏联军队出兵支援朝鲜同志,才可能阻止我们迅速打败对手。然而,越来越多的迹象表明,他们不太可能进行干预。"10月最后一周,联合国军攻占了朝鲜首都平壤。《时代周刊》杂志在10月30日的期刊上又写道:"现在战争即将结束",今后的问题就是如何重建了。在纽约的几位协和人员内心充满了希望,因此他们悄悄地预订了11月27日从旧金山起航的船票,这样一来,如果在11月8日获准返回中国,他们便可以即刻启程。

11月的第一周,朝鲜局势被彻底逆转。大批中国人民志愿军从东北进入朝鲜境内,并在朝鲜西北部和鸭绿江沿岸与联合国军爆发了大规模交火。一直满怀信心等待CMB召开会议的四人痛苦地认识到,此时此刻,他们之中无论谁提出返回协和,都是无济于事。现在,CMB需要认真考虑这些新变化对其与协和的关系会有何影响,并为外部环境变化可能随时导致这一关系突然终止做好准备。

正是在这样的背景下,CMB成员于11月8日召开会议,审议了他们所面临的总体形势。没有人表现出一点恐慌,也没有人对继续执行CMB明确定下的支持协和政策提出严重质疑。然而,CMB就美国人员返回协和一事并未改变立场。受影响的四人还是从执委会的保证中得到些许安慰——执委会承诺,只要局势明朗,就会积极考虑这一问题。原则上,批准了协和动力厂房急需购买新锅炉的请求,一旦条件具备即可实施。这也证明,大家强烈希望CMB与协和的纽带能够牢不可破。

会后第二天,协和四人取消了几周前满怀希望预订的轮船座位,转而思考自己眼前的未来。尽管每个人都深感失望,但他们意识到,回北京的前景并不乐观。唯一能让他们稍感安慰的是,虽然不能亲自在现场,帮助因政府对政策方针和办学教学方式施压而压力日益增加的中国同事,他们的缺席可能反而会让李宗恩博士更容易处理一些问题。娄克斯博士在给李宗恩博士的信中写道:"美国人在协和集体缺席,也许可谓焉知非福。"

大家心中五味杂陈,窦威廉博士、福梅龄和海思典三人与娄克斯博士和CMB商议后,分别写信给李宗恩博士,自1950年11月30日起,辞去各自在协和的职务。娄克斯博士则不必请辞,因为他在协和的职位,只是一名外科客座教授,协和并不为其支付薪资,然而他的实际职位是CMB委派到协和的代表。

第十章

旧岁将尽

1950—1951

就在娄克斯博士离京前，协和幸运地聘请孙邦藻（Sun Pang-ts'ao）为记录员和执行秘书长，从1950年7月1日开始上任。得知李宗恩博士能有孙邦藻这样一位高素质的人才来为他分担许多日常行政事务，处理大部分的英文信件往来，保持会议记录和其他记录的及时更新，这让每个人都感到非常高兴。几个月过去了，孙邦藻每周都会给皮尔斯小姐发去信件，内容翔实，常常诙谐幽默，再加上李宗恩博士的信件和电报，使那些不在协和的教职员工也能知道CMB与协和保持着非常密切的联系，并了解到尽管当下局势非同寻常且无法预测，协和仍继续开展扩大活动。

1950年夏，33名考生参加了医学院入学考试，其中25人被录取。虽然教育部建议各大医学院将医学课程缩短为五年制，医学预科学习时间也应包含在内，但协和依然维持原有入学标准。护校这年也录取了25名考生。总共招收了50名新生，这似乎达到了卫生部和教育部最近提出建议标准，即如果可能，协和至少要招收60名新生。考生来自八所高校，其中五所位于华北以外，包括东吴大学、福建大学、圣约翰大学（上海）、金陵女子大学（南京）和武汉大学（武昌）。此前，协和也从这八所院校招收过学生。医院开设的培训课程已经培养了六名营养师和五名社会工作者，学员也越来越多。

在夏季，学校也和以往一样对校舍外墙进行粉刷。协和还签订了全年的煤炭采购合同，价格约为每吨5.5美元，并已制定计划，准备购买安装两台新的大锅炉以取代现有锅炉。这些计划将交由校理事会审议，审议通过后由CMB在11月8日前及时购买安装。7月2日，校理事会执委会在学校召开会议，按惯例商讨校长的报告和建议。在会议上被告知，协和肯定直属于教育部（而非大家此前担心的卫生部），因此学校必须在教育部登记。校理事会也不是第一次研究这种规章制度，知道要考虑如何修改现有架构才能符合要求。还有许多问题亟待解决，突出的问题包括要为校理事会挑选合适人选、由中国人管理财务，以及将财产和其他有形资产的控制权和所有权移交给中方。根据孙邦藻的会议记录，理事会"认为上述困难还是可以克服的"。会议上还成立了提名委员会，以填补去年因大量校理事辞职或出国而出现的空缺。CMB给校理事会拨款60万美元，作为1950—1951年度运营预算，校理事会对此表示感谢，并记录了官方要求将工资总额的2%贡献给学校工会的规定，同时对退休储蓄账户投资的各种提案进行了初步讨论。理事会正在尽其所能地继续"一如既往"履职。

1950年夏，四次全国性会议在协和召开，分别是中华医学会会议、中华护士会会议、公共卫生相关的会议和科学会议。李宗恩博士、协和教学人员，以及来自其他院校的协和毕业生们都在这些会议上发挥了重要作用。

8月22日晚，护校20名毕业生在"C"院（今东单三条9号院——译注）举行了自助晚宴，协和毕业生应往届共154人出席了庆祝活动，自1924年（第一届）以来，每一届毕业生都有代表出席，另外还有一名协和医学堂的毕业生（1919年）。

协和在那年夏季还开展了一项创新之举。病理学教授胡正详博士（Dr. C. H. Hu）应卫生部的要求，为全市医务工作者举办了临床病理学系列会议，会议每周都开，共办了11场。孙邦藻写道："活动空前成功，广受欢迎。北京娱乐活动太匮乏了，要不然很难说明为什么观众几乎挤破头了也要来听……礼堂内座无虚席，每次至少都有500人参加，把门口挤得水泄不通，就连窗户都堵得死死的。卫生部……已要求将所有会议记录出版成书。甚至还有人建议拍成有声电影。"令胡正详博士感到满意的是，这几场会议下来，协和获得的尸体解剖数量有所增加。

第一学期开学时，又有两个科室——耳鼻喉科和眼科重新开诊。这样大四的学生就可以在这两个科室里实习了。孙邦藻说："学院的氛围真是热闹非凡，它无愧为一个充满活力的活动中心。目睹这众多年轻人的身影，耳闻他们那爽朗的笑声，心中不禁涌起一股由衷的喜悦。"

9月23日，校理事会执委会收到了会计主管1949—1950年度的财务报告和同期的审计报告，以及1947—1948年度和1948—1949年度的报告。后面两个年度报告此前因为审计师都在上海无法到达北京，因而迟迟未能提交审议。会议决定，如有可能，将于11月末或12月初在上海召开一次校理事会全体会议。为筹备这次会议，朱继圣、孙邦藻和诸福棠博士组成提名委员会，开始为空缺的校理事之位讨论合适人选。

李宗恩博士花了大量时间在校外活动上。他写道，这些校外活动让他"接触到了更多的人，还积累了新经验……我感到欣慰的是，也许在现阶段，中国人民最需要的是严格的社会纪律、更大的牺牲精神和更上进的工作态度"。在谈到重建师资队伍和添置发展所需的新设备过程中遇到的困难时，他殷切希望"国际形势能尽快好转，以便我们同事能早日回校，继续提供高质量的培训和服务"。

10月7日，协和举行了校友返校日庆祝活动，医学院和护校的100多名毕业生以及许多曾经就职或现在在职的教学人员欢聚一堂，共同庆祝。特别引人关注的是，前一天教育部部长和高等教育司司长对学校进行了访问考察，两位领导在大礼堂致辞，演讲完毕后在"C"院（今东单三条9号院——译注）合影留念，接着进行了一轮校园参观。孙邦藻报告说，两位发言人都敦促协和医学院以其高质量的教学和服务，"贯彻落实政府的卫生和教育计划，利用自身优势，造福人民群众"。孙邦藻写道，毫无疑问，"我们设定的标准得到了认可"。

然而，除了这些令人满意的情况外，问题也层出不穷。劳务关系和工资标准几乎一直是关注的焦点。当时，学院有两个工会——劳动工人工会和教育工作者工会，其中前者在人数上占优势。行政管理人员可以参加筹备委员会和工作委员会，这两个委员会考虑薪资调整等问题，但是否只是作为旁听还是以更有实质的身份参加，还有待观察。

经过多次会议和讨论，最终制定出了一个相对简单的计划，这证明了各方对行政管理持续的信任。在实际操作中，既定程序没有发生显著变化，唯一的调整是增加了一个由管理层成员和工会代表组成的薪资调整咨询委员会，由该委员会决定工资的增加。

还有一个情况更为困难棘手，卫生部要求临时占用一部分医院床位（250张），以供需要住院治疗的政府官员使用。卫生部对北京其他医院也提出了类似的要求。由于卫生部自身的建设项目被延误，急需为许多患病的政府公职人员提供床位，因为这些公职人员的薪酬结构中包含了病假福利。

李宗恩博士在与教育部及协和的教学人员协商后，认为必须满足这一要求。他希望这样安排能带来积极效果，例如每天与卫生部的公职人员打交道，以及作为患者的高级官员在协和医院住院，也能更好地了解学校的工作。卫生部代表坚持认为，这样做不会损害协和的教学和服务标准。李宗恩博士希望自己不可过于乐观，因为他知道未来肯定会遇到困难，甚至可能发生摩擦；但他在现在的处境下，无法拒绝这一要求，他希望得到CMB的谅解。

12月的日子一天天过去，太平洋两岸通过信件和电报，都在尽可能地处理当下最紧急的事务。但在所有这些努力的背后，大家对事态发展日益绝望。12月18日，美国财政部正式冻结了所有与中国相关的金融交易，以及与中国有关的所有银行账户。娄克斯博士和CMB成员立即开始探索，想方设法看能否获得特许权，以便向协和汇款，但成功希望渺茫。对共产主义中国（原文如此——译注）实施了货物禁运。邮件和电报依旧通畅，但双方都没有什么令人鼓舞的消息。

12月底，中国也对美国在华资产实行冻结。12月28日，CMB执委会召开会议，审议截至当日的形势。会议气氛十分凝重，因为似乎不可能获得许可证，让协和从其在花旗银行的账户中提取资金，或让CMB为其提供新的资金用于协和。CMB需要特定许可才能代表协和支付账单，而这样的许可很难被批准。获得常规支持的许可证则更是难上加难。尽管如此，面对不容乐观的现实，大家依然全力以赴，探索各种可能，预见到不久的将来CMB可能将无法再提供任何经济支持。理事会完全意识到，当那一时刻到来时，协和别无选择，只能向政府寻求帮助，但这并未减弱校理事会对学院管理层和教职工的信心。

1951年1月2日，孙邦藻给纽约方面写下了最后一封每周例信——这些信件曾经在与北京的发展保持密切联系方面发挥了重要作用。当天下午，他与李宗恩博士和会计主管陈剑星（James Ch'en）一同离开纽约，前往上海参加被多次推迟的校理事会会议，并预计10号返京。

1月17日，娄克斯博士给李博士发去电报（51001号电报），回答其关于给学校汇款是否可能的询问，他说："尚未作出决定，但并非没有希望。

CMB定于1月24日召开会议。在此之前，任何可能的信心都是宝贵的。"

在同一天致李宗恩博士的附信中，他解释说有消息传来，"关于获得许可，解冻协和在花旗银行的部分资金这件事，第一道障碍已经克服了。如果该许可证最终生效，将只解冻你们最初电报中请求金额的一半，但我们深知，即使是这一小部分金额，对你们来说也至关重要……更多的资金则取决于协和的发展进程，从而我们得以给CMB及相关个人以足够的信心……"

"……我现在只想再补充一句，如果我们能够最终获得批准，实行解冻，CMB也愿意申请定期汇款的许可证。虽然我非常怀疑，是否还能够像以前那样，汇出大笔的资金，但我们希望至少能够提供足够的资金，来支付你们的常规工资，或许还能提供最必需的物资。然而就目前来看，所有这些设想几乎是一厢情愿，而不符合当前事实。"

1951年1月23日上午，CMB收到了李宗恩博士的电报答复：

"参照贵方51001号电报，协和已国有化，1月20日。"（原文为 "REFERRING YOUR 51001 COLLEGE NATIONALIZED JANUARY TWENTIETH."——译注）

这是协和专线传来的最后一条消息。

CMB与协和长期且丰硕的合作关系，至此告一段落。

附　录

北京（北平）协和医学院的理事和管理层
1916—1951

MEMBERS

Armitage, James Auriol	1918—1924	Li, T'ing-an	1936—1948
Ballou, Earle H.	1936—1948	Lin, Hsin-kwei	1933—1944
Barton, James L.	1918—1929	Little, L. K.	1947—1950
Bassett, Arthur H.	1940—1948	Liu, Jui-heng	1929—1949
Bennett, Charles R.	1929—1939,	Lobenstine, E. C.	1929—1936
	1944—1947	Monroe, Paul	1920—1925,
Brown, Arthur J.	1918—1929		1928—1931
Buttrick, Wallace	1918—1926	Mott, John R.	1918—1927
Chang, Po-ling	1929—1938	North, Frank Mason	1918—1929
Ch'en, Chih-ch'ien	1944—1950	Pearce, Richard M.	1928—1929
Chu, Fu-t'ang	1948—	Read, Bernard E.	1936—1944
Chu, Keats S.	1940—1944, 1951—	Reid, James Christie	1918—1926
Ch'uan, S. J.	1938—1944	Rockefeller, John D., Jr.	1918—1929
Cochrane, Thomas	1926—1929	Rose, Wickliffe	1918—1919
Dunlap, A. M.	1939—1951	Sellett, George	1948—1951
Fang, Shisan	1935—1941	Sun, T. A.	1941—1944, 1947—
Flexner, Simon	1918—1929	Sze, Sao-ke Alfred	1926—1948
Grabau, A. W.	1938—1944	Thomas, Charles F.	1948—1949
Greene, Roger S.	1922—1938	Ting, V. K.	1932—1937
Hawkins, Francis H.	1918—1929,	Tsur, Y. T.	1929—1950
	1931—1935	Vincent, George E.	1918—1929
Houghton, Henry S.	1935—1940	Weir, H. H.	1924—1929
Hu, Shih	1929—1949	Welch, William H.	1918—1929
Hubbard, G. E.	1929—1933	Wilson, Stanley D.	1941—1949
King, Sohtsu G.	1930—1944	Wong, Wen-hao	1929—1950
Kirk, Robert H.	1919—1921	Wu, C. C.	1929—1933
Li, Ming	1944—1951	Yen, W. W.	1930—1934,
			1940—1944

PRINCIPAL OFFICERS

CHAIRMEN

John R. Mott	1916—1920	Y.T.Tsur	1929—1939
Paul Monroe	1920—1926	Sohtsu G.King	1939—1944
Sao-ke Alfred Sze	1926—1929, 1944—1946	Hu Shih	1946—1949

SECRETARIES

Wallace Buttrick	1916—1918	Margery K. Eggleston	1927—1932
Edwin R. Embree	1918—1920	Mary E. Ferguson	1932—1951
Roger S. Greene	1920—1927		

DIRECTORS OR ACTING DIRECTORS

Franklin C.McLean	1916—1920	Roger S. Greene	1929—1934
Richard M. Pearce (pro tem)	1920—1921	J. Heng Liu	1929—1938
Henry S. Houghton	1921—1928, 1937—1946	C. U. Lee	1947—

教职员工——医、护、教、行政
1918—1942, 1947—

MEDICAL COLLEGE

Name	Department	Final Rank	Total Years of Service
Adolph, William H.	Biochemistry	Professor and Head	1948—1950
Alloway, James L.	Medicine	Assistant Professor	1926—1927, 1935—1939
Amoss, Harold L.	Medicine	Visiting Professor	1931
Anderson, Bert G.	Oral Surgery	Assistant Professor	1922—1929
Anderson, Hamilton H.	Pharmacology	Professor and Head	1940—1942
Berglund, Hilding	Medicine	Visiting Professor	1928—1929
Bien, Wan-nien	Medicine	Assistant Professor	1930—1942
Black, Arthur P.	Pediatrics	Associate Professor and Head	1931—1936
Black, Davidson	Anatomy	Professor	1919—1934
Boots, John L.	Dental Surgery	Associate Professor	1939—1942
Branch, J. R. Bromwell	Surgery	Associate Professor	1927—1928
Brackett, E. G.	Orthopedic Surgery	Visiting Professor	1922
Burch, Frank E.	Ophthalmology	Visiting Professor	1940
Cannon, Walter B.	Physiology	Visiting Professor	1935
Carlson, A. J.	Physiology	Visiting Professor	1935
Carruthers, Albert	Biochemistry	Associate Professor	1927—1935
Cash, James R.	Pathology	Professor and Head	1924—1931
Chang, Chi-cheng	Surgery	Assistant Professor	1931—1941
Chang, Ch'ing-sung	Otolaryngology	Assistant Professor	1932—1942
Chang, Chu-pin	Radiology	Assistant Professor	1931—1942
Chang, Chun	Anatomy	Professor and Head	1948—
Chang, Hsi-chun	Physiology	Professor and Head	1927—1942, 1948—
Chang, Hsiao-ch'ien	Medicine	Professor and Head	1924—1937, 1948—
Chang, Hsien-lin	Surgery	Assistant Professor	1929—1942
Chang, Nai-ch'u	Bacteriology	Assistant Professor	1940—1942, 1948—
Chang, Tso-kan	Anatomy	Assistant Professor	1948—
Char, George Y.	Urology	Professor	1920—1942
Cheer, Sheo-nan	Medicine	Assistant Professor	1922—1932
Ch'en, Chih-ch'ien	Public Health	Assistant Professor	1932—1938
Ch'en, Graham	Pharmacology	Associate Professor	1932—1939
Ch'en, T'ung-tou	Biochemistry	Assistant Professor	1927—1942

Name	Department	Final Rank	Total Years of Service
Ch'in, Kuang-yu	Pathology	Assistant Professor	1930—1942
Chin, Yin-chang	Pharmacology	Assistant Professor	1950—
Ch'iu, Tsu-yuan	Public Health	Associate Professor	1931—1942, 1949—
Chou, Chi-yuan	Biochemistry	Assistant Professor	1934—1942
Chou, Chin-huang	Pharmacology	Associate Professor	1949—
Chou, Tsan-quo	Pharmacology	Assistant Professor	1925—1932
Chow, Bacon F.	Biochemistry	Associate Professor	1934—1938
Chow, Hua-k'ang	Pediatrics	Assistant Professor	1940—1942, 1949—
Chu, Fu-t'ang	Pediatrics	Associate Professor	1927—1942, 1950—
Chu, Hsien-i	Medicine	Professor	1930—1942, 1948—
Chu, Kuei-ch'ing (Irving)	Medicine	Assistant Professor	1949—
Chung, Huei-lan	Medicine	Assistant Professor	1929—1942
Cohn, Alfred E.	Medicine	Visiting Professor	1924—1925
Congdon, Edgar D.	Anatomy	Associate Professor	1922—1926
Cort, William W.	Parasitology	Visiting Professor	1923—1924
Councilman, William T.	Pathology	Visiting Professor	1923—1924
Cowdry, Edmund V.	Anatomy	Professor and Head	1918—1921
Cruickshank, Ernest W. H.	Physiology	Associate Professor and Head	1920—1926
Cutler, Max	Surgery	Visiting Professor	1937
Dai, Bingham	Psychiatry	Assistant Professor	1936—1939
De Vries, Ernst	Neurology	Associate Professor	1925—1933
Dieuaide, Francis R.	Medicine	Professor and Head	1924—1938
Dudley, E. C.	Obstetrics & Gynecology	Visiting Professor	1922
Dunlap, A. M.	Otolaryngology	Professor and Head	1918—1930
Eastman, Nicholson J.	Obstetrics & Gynecology	Professor and Head	1924—1929, 1933—1935
Edsall, David L.	Medicine	Visiting Professor	1926—1927
Fan, Ch'uan	Pediatrics	Assistant Professor	1931—1942
Fang, I-chi	Public Health	Assistant Professor	1927—1934
Faust, Ernest C.	Parasitology	Associate Professor	1919—1929
Feng, Lan-chou	Parasitology	Associate Professor	1929—1942, 1947—
Feng, Te-p'ei	Physiology	Associate Professor	1934—1942

Name	Department	Final Rank	Total Years of Service
Feng, Ying-k'un	Neurology & Psychiatry	Assistant Professor	1936—1938, 1949—
Forkner, Claude E.	Medicine	Associate Professor	1932—1936
Fortuyn, A. B. D.	Anatomy	Professor and Head	1925—1942
Frazier, Charles H.	Surgery	Visiting Professor	1926
Frazier, Chester N.	Dermatology & Syphilology	Professor and Head	1922—1942
Fuchs, A.	Ophthalmology	Visiting Professor	1923—1924
Fuchs, E.	Ophthalmology	Visiting Professor	1922
Grant, John B.	Public Health	Professor and Head	1921—1934
Guy, Ruth A.	Pediatrics	Assistant Professor	1924—1929
Hall, Giles A. M.	Medicine	Assistant Professor	1923—1938
Hannon, R. Roger	Medicine	Associate Professor	1930—1934
Harrop, George	Medicine	Associate Professor	1923—1924
Hastings, A. Baird	Medicine	Visiting Professor	1930—1931
Hill, Theron S.	Neurology & Psychiatry	Associate Professor and Head	1937—1942
Ho, Eutrope A.	Public Health	Assistant Professor	1937—1942, 1949—
Hodges, Paul C.	Roentgenology	Professor and Head	1919—1928
Hoeppli, Reinhard J. C.	Parasitology	Professor and Head	1929—1942, 1946—1952
Holman, Emile F.	Surgery	Visiting Professor	1930—1931
Holt, L. Emmett	Pediatrics	Visiting Professor	1923—1924
		(Died in Peking Jan. 5, 1924)	
Howard, Harvey J.	Ophthalmology	Professor and Head	1918—1927
Hsieh, Chih-kuang	Radiology	Professor and Head	1922—1942, 1948
Hsu, Chien-liang	Radiology	Associate Professor	1932—1942, 1949—1950
Hsu, Hai-ch'ao	Radiology	Assistant Professor	1948—
Hsu, Yin-hsiang	Otolaryngology	Associate Professor	1950—
Hsu, Ying-k'uei	Neurology & Psychiatry	Associate Professor	1934—1942, 1949—
Hu, Cheng-hsiang	Pathology	Professor and Head	1924—1942, 1947—
Hu, Ch'uan-k'uei	Dermatology & Syphilology	Assistant Professor	1927—1942
Hunt, Reid	Pharmacology	Visiting Professor	1923
Kappers, C. U. Ariens	Anatomy	Visiting Professor	1923—1924
Keefer, Chester S.	Medicine	Associate Professor	1928—1930

Name	Department	Final Rank	Total Years of Service
Keim, Harther L.	Dermatology	Associate Professor	1926—1927
Khaw, Oo-kek	Parasitology & Public Health	Associate Professor	1928—1942
Kimm, Hyen-taik	Surgery	Assistant Professor	1931—1942
King, Tze	Otolaryngology	Assistant Professor	1921—1940
Korns, John H.	Medicine	Associate Professor	1916—1928
Kronfeld, Peter C.	Ophthalmology	Professor and Head	1933—1939
Kurotchkin, Timothy J.	Bacteriology	Assistant Professor	1927—1940
Kwan, Sung-tao	Surgery	Associate Professor	1924—1942
Leach, Charles N.	Public Health	Visiting Professor	1934—1937
Lee, Chung-en	Medicine Administration	Associate Professor Director	1923—1937, 1947—
Li, Hung-chiung	Dermatology & Syphilology	Associate Professor	1933—1942, 1950—
Li, K'eh-hung	Public Health Hospital Administration	Associate Professor Superintendent	1933—1942 1947—
Li, Ming-hsin	Physiology	Assistant Professor	1949—
Li, T'ing-an	Public Health	Assistant Professor	1926—1934
Li, Tsing-meu	Ophthalmology	Associate Professor	1917—1927
Lim, Chong-eang	Bacteriology	Professor and Head	1922—1942
Lim, Kha-t'i	Obstetrics & Gynecology	Professor and Head	1929—1942, 1948—
Lim, Robert Kho-seng	Physiology	Professor and Head	1924—1938
Lin, Ching-k'uei	Ophthalmology	Assistant Professor	1931—1942
Lin, Sung	Obstetrics & Gynecology	Assistant Professor	1932—1942
Ling, Schmorl M.	Physiology	Assistant Professor	1925—1937
Liu, Jui-heng	Surgery Administration	Associate Professor Superintendent of Hospital Director	1918—1924 1924—1934 1929—1938
Liu, Jui-hua	Otolaryngology	Professor and Head	1919—1942
Liu, Shih-hao	Medicine	Professor	1925—1942, 1949—
Liu, Szu-chih	Biochemistry	Associate Professor	1929—1942
Liu, Yong	Pathology	Assistant Professor	1929—1942, 1949—
Loucks, Harold H.	Surgery	Professor and Head	1922—1942, 1948—1950
Luo, Tsung-hsien	Ophthalmology	Assistant Professor	1932—1942

Name	Department	Final Rank	Total Years of Service
Lyman, Richard S.	Neurology & Psychiatry	Professor and Head	1932—1937
Ma, Wen-chao	Anatomy	Associate Professor	1921—1942
Macallum, A. B.	Pharmacology, Physiology, & Physiological Chemistry	Visiting Professor	1921—1922
Mao, Hsueh-chuin	Dental Hygiene	Assistant Professor	1930—1942
Marlow, Arthur	Medicine	Assistant Professor	1932—1935
Maxwell, J. Preston	Obstetrics & Gynecology	Professor and Head Professor Emeritus	1919—1936 1936—1961
McIntosh, John F.	Medicine	Associate Professor	1928—1932
McKelvey, John L.	Obstetrics & Gynecology	Professor and Head	1934—1938
McKhann, Charles F.	Pediatrics	Visiting Professor	1935
McLean, Franklin C.	Medicine	Professor and Head Director	1918—1923 1918—1921
McQuarrie, Irvine	Pediatrics	Visiting Professor	1939—1940
Meleney, Frank L.	Surgery	Associate Professor	1920—1925
Meleney, Henry E.	Medicine	Associate Professor	1920—1927
Meng, Chi-mao	Orthopedic Surgery	Associate Professor Clinical Professor	1926—1942 1949—
Mills, Clarence A.	Medicine	Associate Professor	1926—1928
Mills, Ralph G.	Pathology	Professor and Head	1920—1924
Miltner, Leo J.	Orthopedic Surgery	Associate Professor	1930—1938
Montelius, George	Dental Surgery	Associate Professor	1929—1932
Mu, Jui-wu	Dermatology & Syphilology	Assistant Professor	1925—1939
Necheles, Heinrich	Physiology	Associate Professor	1924—1932
Nurnberger, Carl E.	Radiology	Assistant Professor	1935—1938
Opie, Eugene L.	Pathology	Visiting Professor	1938—1939
Peabody, Francis W.	Medicine	Visiting Professor	1921—1922
Pearce, Louise	Syphilology	Visiting Professor	1931—1932
Pi, Hua-teh	Ophthalmology	Assistant Professor	1921—1939
Pillat, Arnold	Ophthalmology	Professor and Head	1928—1930, 1931—1933
Read, Bernard E.	Pharmacology	Professor and Head	1918—1932
Reid, Mont R.	Surgery	Visiting Professor	1925—1926
Reimann, Hobart A.	Medicine	Associate Professor	1927—1929
Robertson, Oswald H.	Medicine	Professor and Head	1919—1926
Robinson, G. Canby	Medicine	Visiting Professor	1935
Sallmann, Ludwig	Ophthalmology	Associate Professor	1930—1931

附录B（续）

Name	Department	Final Rank	Total Years of Service
Seem, Ralph B.	Hospital Administration	Visiting Professor	1921—1922
Shen, Tsun-chee	Physiology	Associate Professor	1921—1939
Shih, Hsi-en	Urology	Assistant Professor	1929—1937
Sia, Richard Ho-p'ing	Medicine	Associate Professor	1919—1939
Slack, Harry R., Jr.	Otolaryngology	Visiting Professor	1922—1923
Snapper, Isidore	Medicine	Professor and Head	1938—1942
Soudakoff, Peter S.	Ophthalmology	Associate Professor	1924—1940
Spies, John W.	Surgery	Associate Professor	1931—1935
Stevenson, Paul H.	Anatomy	Associate Professor	1920—1941
Taylor, Adrian S.	Surgery	Professor and Head	1918—1927
Ten Broeck, Carl	Pathology	Professor and Head	1920—1927
Teng, Chia-tung	Medicine	Associate Professor	1933—1942, 1948—
Tsang, Yu-chuan	Anatomy	Assistant Professor	1941—1942, 1948—
Tseng, Hsien-chiu	Surgery	Assistant Professor	1940—1942, 1948—
Tso, Ernest S. C.	Pediatrics	Assistant Professor	1921—1931
Tung, Chen-lang	Medicine	Assistant Professor	1924—1941
Van Allen, Chester M.	Surgery	Professor	1930—1935
Van Dyke, Harry B.	Pharmacology	Professor	1932—1938
Van Gorder, George W.	Surgery	Associate Professor	1920—1929
Van Slyke, Donald D.	Physiological Chemistry	Visiting Professor	1922—1923
Wang, Kuo-chen	Medicine	Assistant Professor	1929—1942
Wang, Shao-hsun	Radiology	Assistant Professor	1933—1942
Wang, Shu-hsien	Medicine	Assistant Professor	1930—1942
Wang, Ta-t'ung	Surgery	Assistant Professor	1928—1939
Wang, Yu	Biochemistry	Assistant Professor	1939—1942
Webster, Jerome P.	Surgery	Associate Professor	1921—1926
Weech, A. Ashley	Pediatrics	Associate Professor	1928—1930
Wei, Yu-lin	Neurology	Assistant Professor	1924—1942
Weidenreich, Franz	Anatomy	Visiting Professor	1935—1942
Wen, I-ch'uan	Anatomy	Assistant Professor	1929—1938
Whitacre, Frank E.	Obstetrics & Gynecology	Professor and Head	1939—1942
Willner, Otto	Medicine	Assistant Professor	1920—1929
Wong, Amos	Obstetrics & Gynecology	Assistant Professor	1924—1934
Woo, Shu-tai T.	Medicine	Assistant Professor	1922—1931
Wood-Jones, Frederick	Anatomy	Visiting Professor	1932—1933

附录B（续）

Name	Department	Final Rank	Total Years of Service
Woods, Andrew H.	Neurology	Professor and Head	1919—1928
Wu, Ch'ao-jen	Medicine Public Health	Associate Professor	1928—1939
Wu, Ching	Radiology	Assistant Professor	1926—1936
Wu, Hsien	Biochemistry	Professor and Head	1920—1942
Wu, Patrick P. T.	Surgery	Assistant Professor	1935—1941
Wu, Ying-k'ai	Surgery	Associate Professor	1933—1942, 1948—
Yen, Ch'un-hui	Bacteriology	Assistant Professor	1932—1942
Young, Charles W.	Medicine	Associate Professor	1917—1928
Yu, Sung-t'ing	Surgery	Assistant Professor	1939—1942, 1949—
Yuan, I-chin	Public Health	Professor and Head	1927—1942
Zia, Samuel H.	Bacteriology	Professor and Head	1926—1942, 1948—
Zinninger, Max M.	Surgery	Professor and Head	1928—1930
Zinsser, Hans	Bacteriology	Visiting Professor	1938

护校

最早跟随沃安娜于1919年来北京的那批护士，根据那个时期的特别称谓，都被聘为"毕业后护士"。当时沃安娜是作为护理部主任兼护校校长来组建护士培训学校及为医院护理服务工作去中国的。在新的医院建设期间，这批护士学习中文并在老的新开路医院（Hsin Kai Lu Hospital）进行相应的工作。当第一批护士在医学预科学校完成了第一年的基础科学课程时，这些护士开始掌管新的病房，并给学生的实践培训提供了指导和监督。直到1930年，胡智敏被聘用为护校校长，护理的教学功能才与护理工作区别开来。根据1924年《Goldmark报告》称，这是一个超越性的发展，对美国的护理及护理教育影响颇深。即使在那时，护理的学术头衔与医学院所授予的学位在能力与经验上也无法同日而语。

因此，以下的护士名单中，虽然她们参与了教学活动，但并没有相应的头衔，甚至没有标出她们所教学的领域，因为她们要根据发展的需要，时常变换自己的授课领域。

Name	Years of Service	Name	Years of Service
Abbott, Lucy	1920—1923	Dilworth, Jessie	1925—1927
Banfield, Gertrude S.	1921—1924	Downs, Ida M.	1924—1928
Beaty, Mary Louise	1919—1924	Ellis, Ruth	1930—1934
Beaumont, Doris	1930—1936	Filandino, Elvira	1923—1927
Blake, Florence G.	1936—1939	Godard, Winifred	1923—1928
Bray, Linda	1924—1926	Goforth, Helen R.	1920—1922
Brown, Florence	1919—1920	Goodman, Florence K.	1919—1923
Caulfield, Kathleen	1919—1924	Gorey, Margaret M.	1929—1932
Ch'en, Ch'i	1931—1935, 1939—1941, 1947—1949	Grayson, Mary L.	1920—1921
		Griswold, Laura	1924—1927
Ch'en, Lu-teh	1938—1942	Hackett, Elsie M.	1921—1922
Ch'en, Chun-hua	1934—1936, 1949—?	Hall, Frances S.	1920—1921
Ch'en, Shih-feng	1939—1942	Harrell, Virginia	1920—1926
Ch'en, Shu-chieh	1949—?	Hirst, Elizabeth R.	1928—1937
Chiang, Tsun-chun (Florence)	1940—1942	(Hospital Housekeeping Service, 1937—1942, 1945—1950)	
Chien, Chieh-hua	1935—1942	Hodgman, Gertrude E.	1930—1940
Chiu, Ding Ying	1923—1931	(Dean, 1930—1940; Superintendent of Nurses, 1930—1938)	
Chou, Mei-yu	1930—1931		
Chu, Pi-hui	1926—1932	Holes, Clara A.	1930—1932
Colver, Armeda	1923—1928	Holland, Gladys Lemon	1924—1928

Name	Years of Service	Name	Years of Service
Dalrymple, Lila M.	1921—1928, 1933—1938	Holland, Helen M. (Hospital Anesthetist, 1921—1940)	1920—1921
Hsia, Teh-chen	1933—1934	Mooney, Mabel	1921—1925
Hsieh, Louise Tuttle	1930—1940	Mooney, Winifred	1920—1924
Hsu, Ai-chu	1929—1935	Moser, Elizabeth	1935—1938
Hsu, Yu-yung	1933—1940, 1946—?	Moylan, Mary B.	1931—1933
Hsueh, Yi	1929—1935	Moy-Orne, Pearl	1921—1924
Hu, Tun-wu	1930—1933	Muller, Louise M.	1928—1930
Huang, Wu-ch'iung	1948—?	Nieh, Yu-chan (Vera) (Dean, 1940—?)	1927—?
Hull, Dorothy D.	1933—1936		
Ingram, Ruth (Superintendent of Nurses, 1925—1928; Dean, 1925—1929)	1918—1929	Norelius, Jessie	1928—1929
		Packer, Sophie	1919—1922
		Pai, Hsiu-lan	1917—1923
Jacobus, Dorothy	1920—1923	Pao, Ai-ching	1929—1935
Jen, Hsing-kuo	1921—1938	Parson, Maude	1932—1934
Josselyn, Marjorie	1925—1927	Petchner, Miriam	1938—1940
Kao, Yu-hwa	1924—1938	Polanska, Zenaida	1931—1933
King, Lucile G.	1924—1928	Purcell, Mary S. (Superintendent of Nurses, 1928—1929)	1920—1929
Kunkel, Ruth H.	1930—1938		
Kuo, Jung-hsun	1927—1938		
Last, Ruth M.	1934—1937	Rinell, Edith	1923—1927
Latimer, Helen F.	1925—1930	Rinell, Margaret	1923—1925
Leach, Glyde M.	1930—1939	Ritchie, Mary A.	1931—1934
Li, Han-ch'iang	1948—1949	Robinson, Ethel E.	1920—1942
Li, Mei-li	1947—1949	Rogers, Grace	1920—1922
Li, Yi-hsiu	1948—?	Schaur, Martha	1919—1920
Liu, Chieh-lan (Belle)	1935—1942, 1948—1950	Scott, Mary B.	1926—1929
		Shao, Kuei-ying	1927—1942, 1948—?
Liu, Chih-chen	1937—1942	Sheh, Yun-chu	1932—1936
Liu, Ching-ho	1937—1942	Shen, Ch'ang-hui	1947—?
Lo, Kuei-chen	1934—1942, 1947—?	Sia, Ming-be	1936—1942
Lo, Yu-lin	1919—1922, 1929—1942, 1949—?	Sia, Yun-hua(Mary)	1931—1946
		Stiles, Katherine L.	1930—1934
(Supervisor, Surgical Supply Room 1949—)		Sun, Chin-feng	1930—1936
		Sun, Tuan	1928—1933
Loh, Anna	1923—1926	Sung, Pao-ti	1932—1936
Lu, Pao-ch'i	1948—?	Sutton, Bertha L.	1919—1922
Lurton, Corinne G.	1930—1931	Sweet, Lula	1919—1929
MacAlpine, Edith I.	1922—1941	Sze, Li-sing (Elizabeth)	1920—1924
McCabe, Anne	1928—1932	Tai, Zing-ling	1922—1925
McCormick, Mildred	1928—1933	Taylor, Erma B. (Acting Dean, 1929—1930)	1928—1931
McCoy, Mary	1919—1924		

Name	Years of Service	Name	Years of Service
McIvor, Helen	1922—1926	Tennent, Cornelia	1932—1936
Mitchell, Esther	1923—1925	Tien, Tsai-lee	1926—1933
Moo, Mary Priscilla	1922—1923		
Tom, Mabel E.	1920—1921	Wang, Yi	1949—?
(Hospital Admitting Officer,		Waung, E-tsung (Elsie)	1925—1932
1921—1932)		Whiteside, Faye	1920—1926,
Ts'ai, Heng-fang	1938—1941, 1947—?		1930—1942
Tso, Han-yen	1935—1936	(Superintendent of	
Uspensky, Margaret	1937—1941,	Nurses, 1938—1942)	
	1947—?	Wolf, Anna Dryden	1919—1925
Wagner, Belle	1934—1937	(Superintendent of Nurses,	
Wang, Ia-fang (Hilda)	1925—1930	1919—1925; Dean, 1924—1925)	
Wang, Hsiu-ying	1937—?	Wong, Chien-chen	
Wang, Loh-loh	1932—1942,	(Margaret)	1932—1939
	1943—1947, 1948—?	Wyne, Margaret M.	1928—1942
Wang, Mei-ying	1940—1942,	Yu, Kheng-eng (Kathleen)	1925—1934
	1946—?	Zia, Ruth V. M.	1934—1939
Wang, Su-yun	1933—1935		

注：问号表示中华人民共和国政府接管协和后该职位后续履职信息不明。

PREMEDICAL SCHOOL

Name	Teaching Field	Years of Service
Boring, Alice M.	Biology	1918—1920
Ch'en, Nelson A.	Biology	1924—1925
Corbett, Charles H.	Physics	1923—1925
Downes, Helen R.	Chemistry	1920—1925
Exner, Frank M.	Physics	1922—1925
Feng, Chih-tung	Chemistry	1917—1923
Goodrich, L. Carrington	English	1917—1918
Hogenauer, Alphonse B.	Modern European Languages	1920—1921
Huang, Hui-kuang	Chemistry	1922—1925
Kessell, John F.	Biology	1923—1925
Kwei, Paul C. T.	Physics	1920—1922
Ma, Ch'i-ming (Kiam)	Chinese	1918—1925
Ma, Ming-hsi	Physics	1919—1920
Packard, Charles W.	Biology	1918—1923
Schmertz, Louis R.	English	1924—1925
Scott, Ewing C.	Chemistry	1920—1925
Sears, Laurence M.	Modern European Languages	1918—1919
Severinghaus, Aura E.	Biology (Dean 1923—1924)	1920—1925
Severinghaus, Leslie R.	Modern European Languages	1922—1925
Stephenson, Bird R.	Physics	1919—1925
Stifler, William Warren	Physics (Dean 1918—1922)	1917—1922
Swanson, W. D.	Modern European Languages	1919—1920
Swede, Allen F.	English	1923—1924
Tang, Ning-kang	Chemistry	1922—1925
Tilly, Emily	Modern European Languages	1924—1925
Tong, Y.T.	Physics	1917—1918
Webster, Lorin	Modern European Languages	1922—1923[*]
Wilson, Kenneth O.	Modern European Languages	1923—1924
Wilson, Stanley D.	Chemistry (Dean 1922—23, 1924—25)	1917—1925
Wolf, Edna M.	Biology	1920—1925
Yang, David Kinn	Physics	1922—1925
Yu, C. M.	Chinese	1919—1925
Yu, I. F.	Chemistry	1921—1925
Zucker, Adolf Eduard	Modern European Languages	1918—1922

* 1923年7月5日逝于北京。

PREMEDICAL SCHOOL

Name	Teaching Field	Years of Service
Alston, William	Chief Engineer	1929—1942
Baker, Dwight C.	Director of Religious Work	1918—1919
Baxter, Donald E.	Business Manager (Hospital)	1918—1922
Bowen, Trevor	Controller (Treasurer 1948—1949)	1935—1949
Bradfield, Vergil F.	Treasurer (Comptroller1926—1932)	1923—1941
Britland, A. J. B.	Pharmacist	1918—1919
Broomhall, Lyda	Acting Librarian	1922—1923
Cameron, John	Supervisor of the Pharmacy	1921—1940
Chang, C.P. (Archie)	Acting Engineer	1930—1942, 1947—
Campbell, Marguerite E.	Librarian	1923—1927
Chao, T. F.	Acting Librarian	1920—1942, 1948—
Ch'en, James S.	Controller	1925—1942, 1947—
Cook, Mary A.	Librarian	1921—1923
Drummond, Helen Burkett	Dietitian	1934—1940
Evans, Robert K.	Secretary for Religious and Social Work	1922—1923
Ferguson, Mary E.	Chief of College Secretariat	1928—1942, 1947—1950
Gilfillan, Emily	Librarian	1918—1919
Griffiths, Owen A.	Secretary for Religious and Social Work	1939—1942
Hayes, Egbert M.	Secretary for Religious and Social Work	1934—1936
Hogg, James S.	Comptroller	1921—1928
Kiang, V. S.	Chinese Secretary of the College	1929—1942
Li, K'eh-hung	Superintendent of the Hospital	1947—
Liu, Jui-heng	Superintendent of the Hospital	1924—1934
Macmillan, Eva B. A.	Registrar	1922—1928
McCullough, E. Grace	Dietitian	1919—1922
McMillan, Mary	Chief Physiotherapist	1932—1942
Nesbitt, Estelle	Dietitian	1934—1938
Pruitt, Ida	Chief of Social Service	1921—1939
Rugh, Arthur	Secretary for Religious and Social Work	1937—1939
Sloan, T. Dwight	Superintendent of the Hospital	1922—1925
Swartz, Philip A.	Director of Religious and Social Work	1919—1923
Tai, Julie R.	Librarian	1928—1936
Thoma, Katherine	Dietitian	1932—1933
Tsu, Y. Y.	Secretary for Religious and Social Work	1924—1931
Tye, Arthur	Supervisor of the Pharmacy	1932—1942
Wang, S. T.	Superintendent of the Hospital	1934—1942
Wang, Stephen H.H.	Custodian of Clinical Records	1921—1942, 1947—
Wilson, George G.	Supervisor of Buildings and Grounds	1918—1930
Yu, Hsi-hsuan	Chief Dietitian	1935—1942
Yu, Ju-ch'i	Chief of Social Service	1928—1942

毕业生名录

DOCTORS OF MEDICINE

1924

Hou Hsiang-ch'uan	侯祥川
Liang Pao-ping	梁宝平
Liu Shao-kuang	刘绍光

1925

Liu Shih-hao	刘士豪
Liu Shu-wan	刘书万
Mu Jui-wu	穆瑞五
P'an Ming-tzu	潘铭紫
Yao Hsun-yuan	姚寻源

1926

Ch'en Hung-ta	陈鸿达
Chia K'uei	贾　魁
Johnson, Hosmer F.	
Lee Shih-wei	李士伟
Li T'ing-an	李廷安
Ling Chih-huan	凌炽桓
Sung Chih-wang	宋志望
Yang Chi-shih	杨济时

1927

Ch'en Shun-ming	陈舜名
Chu Fu-t'ang	诸福棠
Fang I-chi	方颐积
Fernando, Felino Ch.	
Guna-Tilaka, Yai	
Hu Ch'uan-k'uei	胡传揆
Ni Yin-yuan	倪饮源
Shen Chi-ying	沈骥英
Wan Fu-en	万福恩
Yuan I-chin	袁贻瑾

1928

Chang T'ung-ho	张同和
Ch'en Heng-i	陈恒义
Ch'en Pao-shu	陈宝书
Ch'eng Yu-lin	程玉麐
Huang K'e-kang	黄克纲
K'ang Hsi-jung	康锡荣
Li Fang-yung	李方邕
Ling Hsiao-ying	凌筱瑛
Liu An-ch'ang	柳安昌
T'ang Han-chih	汤汉志
Wang Shih-wei	王世伟
Wang Ta-t'ung	王大同
Wu Ch'ao-jen	吴朝仁
Wu Lieh-chung	吴烈忠

1929

Chang Hsien-lin	张先林
Ch'en Chih-ch'ien	陈志潜
Ch'en Yuan-chueh	陈元觉
Cheng. Jung-pin	郑荣斌
Chu Chang-keng	朱章赓
Chung Huei-lan	钟惠兰
Jung Tu-shan	荣独山
Li Jui-lin	李瑞麟
Li Wen-e	黎文娥
Lim Kha-t'i	林巧稚
Lin Yuan-ying	林元英
Loo Chih-teh	卢致德
Pai Shih-en	白施恩
Shih Hsi-en	施锡恩
T'ang Tze-kuang	汤泽光
Wang Kuo-cheng	汪国铮

1930

Bien Wan-nien	卞万年
Chang Mao-lin	张茂林
Ch'en Mei-chen	陈美珍
Ch'in Kuang-yu	秦光煜
Chu Hsien-i	朱宪彝
Chung Shih-fan	钟世藩
P'an Tso-hsin	潘作新
Wang Shu-hsien	王叔咸

1931

Cha Liang-chung	查良钟
Chang Chi-cheng	张纪正
Chang Chu-pin	张去病
Cheng Chao-ling	郑兆龄
Ch'iu Tsu-yuan	裘祖源
Fan Ch'uan	范 权
Kimm Hyen-taik	金显宅
Li, Richard C.	李 巨
Li Wen-ming	李文铭
Lin Ching-k'uei	林景奎
Lu Hung-tien	卢鸿典
Tso Hsueh-yen	左雪颜
Yang Ching-p'o	杨静波
Yung, Winston W.	容启荣

1932

Chang Ch'ing-sung	张庆松
Ch'en Hsi-li	陈希礼
Chiang Chao-chu	江兆菊
Chu Mao-ken	朱懋根
Feng Hui-hsi	冯蕙熹
Ho Pi-hui	何碧辉
Hsieh Wen-lien	谢文莲
Hsu Chien-liang	许建良
Hsu Shih-hsun	许世珣
Hsu Su-en	徐苏恩

Huang Huai-hsin	黄怀信
Lin Fei-ch'ing	林飞卿
Lin Sung	林 崧
Luo Tsung-hsien	罗宗贤
Shih Yung-chen	史永贞
Su Tsu-fei	苏祖斐
T'ang Jun-teh	汤润德
Wang P'ei-wo	汪培娲
Yen Ching-ch'ing	严镜清
Yen Ch'un-hui	颜春辉
Yuan Yin-kuang	袁印光

1933

Ch'en Kuo-chen	陈国桢
Chou Shou-k'ai	周寿恺
Ch'u Ch'eng-fang	瞿承方
Fang Hsien-chih	方先之
Hsu Hsing-an	徐星盦
Hsu Yin-hsiang	徐荫祥
Huang Chia-ssu	黄家驷
Huang K'eh-wei	黄克维
K'o Ying-k'uei	柯应夔
Li Hung-chiung	李鸿逈
P'eng Tah-mou	彭达谋
Szutu Chan	司徒展
Teng Chia-tung	邓家栋
Wang Shao-hsun	汪绍训
Wang Yueh-yun	王耀云
Wei Shu-chen	魏淑贞
Wu Jui-p'ing	吴瑞萍

1934

Chang Fa-ch'u	张发初
Chao Shu-ying	赵淑英
Chao Yi-ch'eng	赵以成
Ch'en Mei-po	陈梅伯
Ch'eng Yu-ho	程育和
Chou Chin-huang	周金黄

Chou, Willard Y.T.	周裕德	Hsu T'ien-lu	许天禄
Fan Ch'ang-sung	樊长松	Huang Ts'ui-mei	黄翠梅
Fan Hai-shan	樊海珊	Li Pi-hsia	李壁夏
Fan Jih-hsin	范日新	Liang Ping-yee	梁炳沂
Hsu Chi-ho	徐继和	Lu Jui-p'ing	陆瑞苹
Hsu Ying-k'uei	许英魁	Nieh Chung-en	聂重恩
Huang Chen-hsiang	黄祯祥	Wang Hung-wen	王鸿文
Ku Yun-yu	谷韫玉	Yang Yueh-ying	杨月英
Li Hung-ju	李鸿儒	Yu Ts'ai-fan	郁采蘩
Ma Yueh-ch'ing	马月青	Yui, John	余新恩
Moe, S.P. Paul	墨树屏		
Shen Yu-ch'uan	沈有泉		
T'ung Ts'un	童　村	**1937**	
Wang Chi-wu	王季午		
Wang K'ai-hsi	汪凯熙	Ch'en Ching-yun	陈景云
Wu Chi-wen	吴继文	Chu, Irving	朱贵卿
Wu Shih-doh	吴世铎	Feng Yu-shan	冯玉珊
Yang Chien-pang	杨建邦	Ho, Eutrope A.	何观清
Yu Huan-wen	俞焕文	Hsu Hsiang-lien	徐湘莲
		Huang Shu-yun	黄叔筠
		Ku P'ei-chia	顾培玲
1935		Li Ch'ing-chieh	李庆杰
		Liu Gia-chi	刘家琦
Chang, K.P. Stephen	张光璧	Liu Shen-erh	柳慎耳
Huang, J.J. Theodore	黄仁若	Liu Wei-t'ung	刘纬通
Lin, Hazel	林爱群	Lu Kwan-ch'uan	卢观全
Ma, Thomas C.G.	马家骥	Ouyang, George	欧阳旭明
Ma Wan-sen	马万森	Pian Hsueh-chien	卞学鉴
Su Ch'i-chen	苏启桢	Sun Hui-min	孙慧民
Sung Chieh	宋　杰	Teng Chin-hsien	邓金鎏
Ts'ao Sung-nien	曹松年	Wen Chung-chieh	文忠杰
Wang Shih-chun	王世浚	Yang Wen-tah	杨文达
Yeh Kung-shao	叶恭绍	Young, Edward	熊荣超
1936		**1938**	
Ch'en Pen-chen	陈本贞	Chang An-lan	章安澜
Chu Wen-ssu	朱文思	Chang E	张　峨
Fan Yueh-ch'eng	范乐成	Ch'en Kuo-ch'ing	陈国清
Feng Ying-k'un	冯应琨	Ch'en Te-lin	陈得林
Hsiung Ju-ch'eng	熊汝成	Ch'en Wu-ming	陈务民

Cheng Te-yueh	郑德悦	Yu Ai-feng	俞霭峰
Cheu, Stephen Hay	赵伯喜	Yu Sung-t'ing	虞颂庭
Chia Wei-lien	贾伟廉		
Chou, Edward C.H.	周金华		
Chu I-tah	朱义达	**1940**	
Fang Lien-yu	方连瑜	Chang Hsiao-lou	张晓楼
Hsieh Wei-ming	谢维铭	Chang Nai-chu	张乃初
Hsu Hwei-chuan	许万娟	Chow Hua-k'ang	周华康
Li Tsung-han	李宗汉	Fan Kuo-sung	范国声
Liang Shao-chao	梁绍造	Feng Ch'uan-han	冯传汉
Lin Pi-chin	林必锦	Hsueh Ch'ing-yu	薛庆煜
Liu Ch'ing-tung	刘庆东	Kao Ching-hsing	高景星
Lu Ch'ing-shan	卢青山	Koo Chee-hwa	顾启华
P'an Shih-yi	潘世仪	Lee Yu-chong, George	李雨苍
Siao Chi-hoah	萧起鹤	Li Hui-fang	李慧芳
Szutu Liang	司徒亮	Lin Tsuin-ch'ing	林俊卿
T'an Chung-chang	谭仲彰	Ling Chih-ming	凌炽明
Tu Chih-li	杜持礼	Liu Shao-wu	刘绍武
Wang Hsin-fen	汪心汾	Shen T'ien-chueh	沈天爵
Wong Shi-kwei	王师揆	Su Ying	苏 瑛
Wu Fang-chen	伍芳贞	T'ien Yu-tao	田友道
		Tseng Hsien-chiu	曾宪九
		Wang Kuang-ch'ao	王光超
1939		Wang Shih-tsuan	王石泉
		Yen Jen-ying	严仁英
Chao Hsi-chih	赵锡祉	Yoh Tse-fei	郁知非
Ch'en Hsi-mou	陈锡谋		
Ch'en Ming-chai	陈明斋		
Chiang Yu-t'u	蒋豫图	**1941**	
Chu Tsung-yao	朱宗尧		
Hsu Han-kuang	许汉光	Bock, Rudolph	博儒陀
Kwan Han-p'ing	管汉屏	Chang Hsioh-teh	张学德
Lei Ai-te, Edward	雷爱德	Chang Tien-min	张天民
Li Gi-ming	李季明	Ch'en Kuo-hsi	陈国熙
Ling Yung-tung	林荣东	Ch'en Yu-p'ing	陈有平
Liu Yong	刘 永	Chin, Henry	陈郁显
Soong Han-ying	宋汉英	Ch'u Hung-han	屈鸿翰
Sun Ming, Franklin	孙 明	Fang Yung-lu	方永禄
T'ang Chwen-seng	汤春生	Han K'ang-ling	韩康玲
Wang Cheng-i	王正仪	Ho T'ien-ch'i	何天骐
Wang Chung-fang	王中方	Hsu Ch'ing-feng	徐庆丰
Wang Jun-t'ien	王润添		

			1943[*]	
Hu Mao-hua	胡懋华		Chang An	张 安
Huang Nan	黄 楠		Ch'en Po-shen	陈伯藩
Li Wen-jen	李温仁		Ch'en Wen-tseng	陈文珍
Ma Yung-chiang, Joseph	马永江		Ch'en Yueh-han	陈耀翰
Sung Chih-jen	宋志仁		Chin K'uei	金 奎
Sung Lu	宋 鲁		Chu Hung-yin	朱洪荫
Teng Ch'ing-tseng	邓庆曾		Chung Yung-ken	钟荣根
Ts'ai Ju-sheng	蔡如升		Fan Ch'i	范 琪
Wang Te-yen	王德延		Feng Pao-ch'un	冯保群
			Hsu Ping-cheng	徐秉正

1942

			Huang Tzu-ch'uan	黄梓川
Chang Chih-fen	张茝芬		Hwang Wan	黄 宛
Chang Hsi-hsien	张希贤		K'an Kuan-ch'ing, Kenneth	阚冠卿
Ch'en Min	陈 敏		Kao Jun-ch'uan	高润泉
Chu Liang-wei	朱亮威		Lee Gwoh-chen	李果珍
Feng Chih-ying	冯致英		Lin Hua-t'ang	林华堂
Fu Cheng-k'ai	傅正恺		Lu Wei-shan	陆惟善
Hsu Chao-chun	徐兆骏		Soong Hung-chao	宋鸿钊
Huang Kuo-an	黄国安		T'ao Jung-chin	陶荣锦
Huang Ts'ui-t'ing	黄萃庭		Wu T'ien-fu, Laurence	吴天阜
K'ang Ying-chu	康映蕖		Yeh Hui-fang	叶蕙芳
Ku Yu-chih	谷钰之			
Kuo, Kelly C.	郭嘉理			
Li Yueh-lien	李月莲			
Ling Chao-hsiung	凌兆熊			
Liu Wen-ch'ing	刘文清		[*] 符合要求者于战后颁发学位。	
Shih Ch'i-nien	石棨年			
Su Yuh-chou	须毓筹			
Tseng Chao-i	曾昭懿			
Wang Wen-pin	王文彬			
Wang Yu-sun	王禹孙			
Wu Chieh-p'ing	吴阶平			

GRADUATES IN NURSING

1924

Tseng Hsien-tsang	曾宪章

1925

Kong Kwei-lan	江贵兰
Perkins, Sara	潘爱莲
Wang Ia-fang	王雅芳
Waung E-tsung	王意贞
Yu Kheng-eng	余琼瑛

1926

Chu Pi-hui	朱碧辉
Lindberg, Svea A.	令瑞雅
Lin Sz-sing	林斯馨
Sinhanetra, Civili	沈德馨
Tien Tsai-lee	田粹励

1927

Ch'ao Hwei-ming	晁海民
Cheo Chia-ih	周家仪
Liu Su-chun	刘素君
Nieh Yu-chan	聂玉蟾

1928

Chou Ssu-hsien	周思贤
Liu Hsiao-tseng	刘效曾
Sun Tuan	孙端

1929

Chang Fei-ch'eng	章斐成
Hsueh Yi	薛艺
Pao Ai-ching	包艾靖
Shih Hung-yueh	史洪耀
T'ao Hui	陶慧

1930

Chao Nai-hsien	赵乃娴
Chou Mei-yu	周美玉
Chou Mo-hsi	周默希
Hsu Ai-chu	徐蔼诸
Hu Tun-wu	胡惇五
Huang Yu-kun	黄毓坤
Kuan Chung-hua	关重华
Kuan Pao-chen	管葆真
Sun Ching-feng	孙景峰

1931

Ch'en Ch'i	陈琦
Chu Chih-hao	朱志豪
Liao Yueh-ch'in	廖月琴
Sheh Yun-chu	佘韫珠
Sia Yun-hua	谢蕴华
Sung Pao-ti	宋宝弟
Wang Hsiu-ying	王琇瑛

1932

Chang Fang-hsiu	张芳秀
Chu Shu-yu	曲叔瑜
Kuei Yu-teh	桂裕德
Kung Ti-chen	龚棣珍
Su Shu-yuan	苏淑媛
Wang Loh-loh	王乐乐
Wang Chien-chen	王剑尘
Wu Shun-ch'ang	吴顺昌

1933

Chiang Chao-ai	江兆艾
Hsu Yu-jung	徐有容
Li Hsueh-feng	李雪峰
Shih Mei-ying	施美英

1934

Chao Jung-en	赵荣恩
Chen Chun-hua	陈俊华
Chiang Tsun-chun	江尊群
Kuo P'ei-ch'eng	郭佩诚
Lewis, Anna Mae	刘安梅
Liu Chieh-lan	刘洁兰
Lo Kuei-chen	罗桂珍
Lu Ch'i-ying	卢祺英
Wei Wen-chen	魏文贞
Zia, Ruth V.M.	谢文梅

1935

Chang Hsiu-chen	张琇轸
Ch'en Liang-ch'iung	陈良琼
Ch'en P'ei-t'ao	陈佩桃
Chu Lien-ch'ing	朱莲卿
Hsiung Ai-hua	熊爱华
Huang Chih-wei	黄智伟
Li Chia-teh	黎嘉德
Li Huai-ch'in	李怀芹
Li Kuei-chen	李闺贞
P'an Chin	潘　瑾
Ts'ao Hui-chen	曹惠贞
Tso Han-yen	左汉颜
Wang Su-ch'in	王素琴
Wang Su-jen	王素仁

1936

Chan Pao-chiu	詹宝球
Ch'en Liang-yu	陈良玉
Ch'en T'i-yun	陈悌云
Chou Miao-ling	周妙玲
Ho Chu-hsuan	何祝萱
Huang Min-shan	黄敏婵
Li Shun-sheng	李顺生

Liu Chih-chen	刘志贞
Liu Ching-ho	刘静和
Sia Ming-be	谢敏秘
Wang Hui-ying	王惠因
Ying Hsi-ying	应惜阴

1937

Chang Yun-fei	张韵斐
Ch'en Jen-ch'ien	陈忍谦
Ch'en Lu-teh	陈路得
Ch'in Yuan-mei	秦源美
Chuan Ju-yu	全如玉
Chu Jui-lin	朱瑞琳
Ho P'ei-fen	何佩芬
Ngai Shih-hua	艾世华
Tuan Yung-chen	段蓉贞
Uspensky, Margaret	吴曼丽
Wen Lu-hsin	文履新
Yu Tao-chen	余道贞

1938

Chang Ts'ai-yu	张才玉
Ch'en Shih-feng	陈士凤
Ch'en Yu-wen	陈玉文
Cheng Yuan-hua	郑元华
Chu Pao-t'ien	朱宝钿
Fei Chiao-yun	费皎云
Huang Teh-hsing	黄德馨
Ku Hsiu-ling	谷秀玲
Kuo Huan-wei	郭焕炜
Liu P'u-sheng	刘蒲生
Lu Hui-ch'ing	卢惠清
Lu Mei-yin	鲁美音
Ts'ai Heng-fang	蔡蘅芳
Wu Yi-sheng	仵仪生
Ts'ao Ching-hua	曹琼华

1939

Ch'en Shao-ch'un	陈少春
Ch'eng Loh-teh	程乐德
Fang Wen-p'ei	方文沛
Huang Pao-chu	黄宝珠
Jen Ch'in-chih	任勤萧
Ku Ts'ai-kuang	顾彩光
Yang Yu-feng	杨友凤

1940

Chang Sun-fen	张荪芬
Chou Hsuan-hsien	周选先
Chou Kuang-tsung	周光宗
Chou Li-pao	周丽宝
Hsu Tzu-mei	徐慈梅
Li Han-ch'iang	李汉强
Li Shih-feng	李式凤
Liu Chun-tsao	刘滽璪
Shen Shih-hsuan	沈诗萱
Wang Mei-ying	王美英
Wu Chin-yu	吴瑾瑜
Yang Ying-chen	杨英贞
Yuan Yi-chu	袁艺菊

1941

Chang Hui-lan	张惠兰
Chang P'ing	张 苹
Chao Mei-te	赵美德
Ch'en Shan-ming	陈善明
Ch'en Yu-chen	陈育珍
Ho Mei-lien	何美莲
Hsu Pao-ling	许宝玲
Huang Ai-lien	黄爱廉
Huang Meng-ju	黄孟如
Li I-ying	李懿颖
Lin Chu-yin	林菊英
Lin Yu	林 雨

Mei Tsu-yi	梅祖懿
Shen Ch'ang-hui	沈长慧
Ts'ao Fei-hsia	曹霏霞

1942

Chang Te-fen	张德芬
Chang Yun-tsai	张韵菜
Cheng Hui-ya	郑慧雅
Chiang Tzu-ying	蒋祖英
Chou Jung	周 荣
Chu Chen-mei	朱贞美
Fan Po-sheng	范钵生
Fang Ching-hsuan	方庆萱
Ho Chin-hsin	何锦心
Huang Wu-chung	黄伍琼
Ku Yung-chen	顾永珍
Li Ching-hua	李景华
Li Mei-li	李美利
Lu Shih-yuan	吕式瑗
Shan Yu-hsin	单又新
Tai Chu-nien	戴祝年
Wu Yun-yu	吴韫玉
Yen Hsiao-mei	严筱湄
Yu Fang-lien	于方濂

1943

Chang Shu-chiang	张淑疆
Chang Shu-yi	张淑懿
Li Yi-hsiu	李懿秀
Liu Li-sheng	刘隶生
Lu Pao-ch'i	陆宝祺
Wu Ts'ai-ling	吴采菱

1944

Ch'en Shu-chien	
Ch'ing K'e-hsien	

1945—NONE

1946

Chang Yen-ti	章燕棣
Ch'en Hsing-yun	陈兴运
Fei Mei-yun	费美云
Huang Chih-tsung	黄芝聪
Kan Lan-chun	甘兰君
Li Ch'ung-en	李重恩
Lin Hsiang	林　香
Liu Wang-jung	刘旺英
Shen Wen-yu	沈文郁
Tai Ch'ing-chieh	戴庆捷
Ts'ai Shu-lang	蔡淑郎
Tsang Mei-ling	臧美玲
Wang Han	王　涵
Wang Mei-lin	王美琳
Wu Chen	吴　贞
Wu Ju-ho	吴汝和
Yang Yu-wen	杨玉文
Yu Neng-chih	俞能治

1947

Ts'ao Chu-ping	曹竹平
Wang Shu-ch'in	
Yang P'ei-chen	

1948

Ch'en Shu-chen	
Ch'eng Ch'ung-ch'ing	程崇清
Chou Wen-chih	周文志
Hsiao Chin-ying	萧金英
Hung Ching-ch'un	洪镜存
Ma Pi-lien	马碧莲
Yang Ying-hua	杨英华

1949

Chang Teh-hsuan
Chao Shih-wen
Ch'en Shan-wen
Chiang Yi-ch'ien
Kuo Chu-fen
Kuo Shu-ju
Li Hsiang-t'ang
Li Hsueh-tseng
Lu Yu-yun
Tsui Ying-jui
Wang P'ei-ch'eng
Wang Yi-chu
Wei Ch'iao-chu

1950

Chang Chi-mei
Chang Yun-hua
Chin Su-hua
Ho Shu-teh
Hsu Hui-hsuan
Hsu Yun-hua
Hu Chu-chen
Kan Lan-ch'un
Ku Cheng-ying
Lin Huang
Pao Teh-chen
P'eng Lu-yun
Ssutu Li-ming
Sung Hsiao-feng
T'ang Shu-lan
Tien Li-li
Tung Chi-fang
Yao Yung-hui
Yen Lo-shen
Yuan Chan-wen

纽约方面未掌握部分战后毕业生的中文
名字信息

附录D

美国中华医学基金会的职责及其与
北京协和医学院校理事会的关系

（该声明于1936年11月24日由美国中华医学基金会通过，
并于1937年3月27日由协和校理事会通过）

1. 美国中华医学基金会和北京协和医学院校理事会共同承担并贯彻执行学校创建者的目标的职责。洛克菲勒二世于1921年陈述过此目标；美国中华医学基金会于1936年再次重申此目标。

该目标包括：医学院及其教学医院的运转，其学生、教学水平和学校的稳定以及影响力，将能与其他国家的一流院校相媲美；鼓励在医学各领域的研究；提供毕业后教育；建立本科医学院和护校；维护医疗实践中多个领域患者护理和研究的设施。为实现以上目标，需要不懈努力，在科学和教育工作中融入专业、社会和精神理想主义。

关于这些目标的详细要求如下：中国教学人员和教职工需成熟可靠、经验丰富，才德兼备且品性优良，足以担负相关职责。

进一步的目标是：在不牺牲最高水准的前提下，寻求各种办法把运转成本维持在保守水平，从而与中国当前的经济状况相契合。

本备忘录旨在明确界定美国中华医学基金会与北京协和医学院校理事会这两个独立实体之间的各自职责与分工。双方理事会均认可，为实现上述目标，双方需共同承担责任，并欢迎对方提出的合作与建议。

2. 美国中华医学基金会是拥有资产的主体，在其章程下，负责对其捐赠资金进行投资，并对北京协和医学院和/或其他在远东或美国的类似机构提供财务支持。美国中华医学基金会拥有学校的土地、建筑和设备，名义上租给校理事会。美国中华医学基金会根据其章程，有义务随时知晓学校的政策、项目和成就，并不时对这些进行审核，用以评估与上述创建者目标相关的总体发展趋势与工作质量。美国中华医学基金会成立的目的是，为推进这些目标的实现提供财务支持，所提供资助金包括其自有捐赠资本金以及美国中华医学基金会为此目的从其他来源获得的资金。

美国中华医学基金会愿意为校理事会在纽约充当代理人的角色，无论何时，只要是在纽约比直接在北京更容易处理的事务，都能提供帮助；其办公设施供所有员工使用，也供学校派到国外学习的人使用。

美国中华医学基金会或其代表愿意随时为校理事会提供建议。为此，基金会不仅在中国，也在美国和欧洲，竭力把握医学教育领域的总体趋势。

3. 北京协和医学院校理事会负责管理学校；在自主行动和领导方向上享有全部权利，这是其拥有的特权。为尽可能达到创建者的目标，就像美国中华医学基金会对此不断重申的，把校理事会对一般原则和程序做出的集体决断权赋予协和校长。校长由校理事会选出，并只对校理事会负责。

校理事会每年向美国中华医学基金会提供完整的财务报告，还要提交下一财年学校运转所需资金的估值。校理事会在中国寻求并推动资助学校及其相关活动的财务支持。

4. 只要美国中华医学基金会设有驻华代表，该代表就应正式负责基金会与校理事会之间的沟通与联络。他提供双向的、受双方欢迎的合作和建议；根据当时的财务资助情况，参与协和运转工作的调整。如果校理事会成员提出要求，他还要作为医学教育专家，在医学教育领域为校理事会提供建议。

索　引

索引

Wu Hsien, Dr. 吴宪
Wyne, Margaret 娃恩

Y

Yale Mission at Changsha 长沙雅礼协会
Yen, Dr. F. C. 颜福庆

Yen, Dr. W. W. 颜惠庆
Ying Compound 英式园
Young, Dr. C. C. 杨钟健
Young, Dr. C. W. 查尔斯·杨（杨怀德）
Yuan Shih-k'ai, Pres. 袁世凯
Yu Wang Fu 豫王府

后　记

同你一样，对于北京协和医学院脱离美国中华医学基金会，由北京市政府接管一事，我感到无比遗憾。然而，我想这是难以避免的事，只是或迟或早……我们不能认为，这必然意味着协和的作用会被削弱。事实上，它只不过是管理方式发生了变化，其理想和标准很可能随之受到某些限制而已。但是有谁能说，这不是上帝的安排，通过这样的方式，来实现创建者的目标。尽管这种方式与我们设想的完全不同，但让我们怀揣希望、祈祷并坚信：一切终将是最好的安排。

洛克菲勒二世（John D. Rockefeller, Jr.）

写给一位朋友

1951年4月4日